Vistara Haiduk

Schüßlersalze für gesunde goldene Jahre

Mit 27 ausgewählten Salzen Krankheiten heilen,
die Gesundheit stärken und
glücklich durch das beste Alter gehen

Impressum

1. Auflage, 2018

Redaktion: Vistara Haiduk (v.i.S.d.P.)
Herausgeber: Simon Höcky, Bonn
Produktmanagement: Sascha Martens, Bonn
Lektorat: Annika Holtmannspötter, Münster
Satz und Layout: TiPP 4 GmbH, 53359 Rheinbach
Druck: Druck & Design Offsetdruck GmbH, 48599 Gronau-Epe
Fotos: 123RF.de & pixabay.com
ISBN: 978-3-95443-145-8

Wichtiger Hinweis:
Alle Beiträge wurden mit Sorgfalt recherchiert und überprüft. Die in dieser Broschüre veröffentlichten Informationen und Tipps können aber ärztliche Beratung und Betreuung nicht ersetzen. Die Beiträge enthalten keine individuellen Ratschläge. Für die Behandlung von Beschwerden und Erkrankungen empfiehlt es sich auf jeden Fall, ärztliche Hilfe in Anspruch zu nehmen. Bitte haben Sie Verständnis dafür, dass wir deshalb keine Leser fragen mit der Bitte um persönliche Gesundheitsratschläge beantworten können. Für Hinweise und Anregungen allgemeiner Art, die diese Broschüre betreffen, sind wir jedoch jederzeit dankbar.

Vorwort

Liebe Leserin, lieber Leser,

seit mehr als 40 Jahren bestimmen sowohl privat als auch bei der Arbeit Schüßlersalze mein Leben. Meine ersten Erfahrungen durfte ich kurz vor meinem Abitur machen. Ich hatte solche Angst, dass mir die Stimme und die Gedanken schon versagten, wenn ich nur an die Prüfungssituation dachte. Ich bin, einer Eingebung folgend, spontan zu einer Heilpraktikerin gegangen. Ich kannte sie nicht, sah nur ihr Schild an einer Hauswand, als ich beim Einkaufen daran vorbeikam. Als ich mein Problem schilderte, sagte sie: „Ach Kindchen, komm mal rein." Sie schaute mir sehr genau ins Gesicht, drückte an einigen Stellen auf meine Füße und ich musste die Zunge rausstrecken. Zum Abschluss gab sie mir ein Rezept mit. Das dauerte nicht mal 20 Minuten, sollte mein Leben jedoch nachhaltig beeinflussen.

Ich holte 2 Döschen mit kleinen weißen, süß schmeckenden Pastillen mit blau-weißen Aufklebern aus der Apotheke. Ich hatte keine Ahnung, was ich nahm, merkte allerdings sofort, dass sich meine Panik vor dem Abitur legte. Nach einigen Tagen der Einnahme war ich völlig gelassen und kam tatsächlich erfolgreich durch das Abitur. Das hätte ich nie vermutet.

Als ich 16 Jahre später in der Ausbildung zur Heilpraktikerin war, bot ein Dozent eine vierstündige Einführung für Schüßlersalze an. Als er die Dosen für Nr. 1 bis 12 auf den Tisch stellte, begriff ich endlich, dass ich diesen Pastillen (und meinen gutmütigen Lehrern) mein Abitur verdanke. Somit war mein therapeutisches Interesse für diese Mittel sofort geweckt. Seither arbeite ich mit unverminderter Freude mit Schüßlersalzen. Meine Begeisterung, das umfangreiche Wissen und die Bereitschaft von den strengen Vorgaben Dr. Schüßlers (dem Entdecker der biochemischen Wirkungsweise) abzuweichen, um die Methode an die heutigen Gegebenheiten anzupassen, habe ich meinen Patienten in vielen Seminaren und neun Büchern weitergegeben.

Ich praktiziere seit 22 Jahren als Heilpraktikerin und konnte sehr vielen Menschen (auch mit Prüfungsangst) durch die richtige Mischung und Dosierung weiterhelfen. Die meisten meiner Patienten sind zwischen 45 und 70 Jahre alt.

Ich wünsche Ihnen liebe Leser, dass Sie sich ebenso für die Salze begeistern und sich während Ihrer zweiten Lebenshälfte, in der ich mich inzwischen auch wiederfinde, fit halten können. Das Buch ist ein Ratgeber und Nachschlagewerk, das Ihnen zeigt, wie Sie sich schnell natürlich mit Schüßlersalzen helfen können.

Die Einnahme der Mittel ist eine Sache, um sich fit zu halten. Jedoch spielen auch unsere Gedanken und inneren Einstellungen eine große Rolle. Sie werden nicht nur auf dem Papier älter, Sie werden vor allem auch reifer. Insbesondere wenn Sie Ihre Fehler der Vergangenheit als Erfahrungen ansehen, können Sie daran wachsen und Ihr Leben in jedem Jahr reicher werden lassen. Da Ihnen die Zeit jenseits der 50 sehr viele Herausforderungen stellt, die Ihnen vielleicht nicht so deutlich bewusst sind, weil bisher kaum jemand dazu etwas verfasst hat, habe ich den ersten Teil dieses Buches dem Wandel dieser Zeit gewidmet. Im 2. Teil finden Sie Erkrankungen und Symptome, die vor allem ab der spannenden Zeit ab 50 gehäuft auftreten können, und deren Behandlungsvorschläge.

Hinweis:

Alle vorgestellten Schüßlersalze und Methoden sind in allen Lebensbereichen und für alle Menschen leicht anwendbar. Wenn Sie aber an akuten oder chronischen Beschwerden oder Krankheiten leiden, versuchen Sie nicht, diese selbst zu behandeln. Dieses Buch ersetzt keinen Besuch bei Ihrem Arzt oder Heilpraktiker. Holen Sie sich im Zweifelsfall immer den Rat von Ihrem Arzt oder Heilpraktiker ein. Jede medizinische oder naturheilkundliche Therapie können Sie mit Schüßlersalzen und unterstützen. Die Inhalte dieses Buches sind sorgfältig recherchiert und erarbeitet worden. Dennoch können weder die Autorin noch der FID Verlag eine Haftung übernehmen.

Über die Autorin

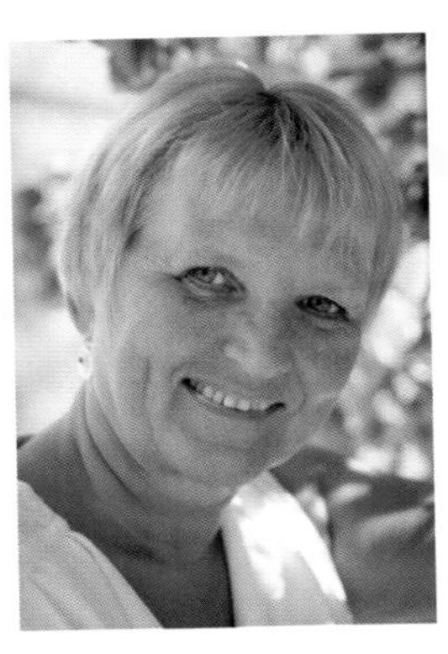

Vistara Haiduk wurde 1960 in Berlin geboren. Als technische Assistentin in der Medizin kam sie aus Berlin zunächst nach Essen. In 10 Jahren in der IT-Branche als Organisationsprogrammiererin und Dozentin für EDV-Trainings sammelte sie Erfahrungen für ihre weitere Lehrtätigkeit. In Essen begann sie auch, als Lebens- und Gesundheitsberaterin bereits mit Schüßlersalzen und Reiki zu arbeiten. 1996 legte Vistara Haiduk die Prüfung ab und praktiziert seither ihre Berufung als Heilpraktikerin. Seit 2004 lebt und arbeitet sie in Oberstenfeld (bei Ludwigsburg). Schwerpunkthemen in der Praxis sind Schüßlersalze, spirituelle Irisinterpretation, Spagyrik, psychotherapeutische und spirituelle Lebenshilfe sowie Schamanismus.

Darüber hinaus unterrichtet Vistara Haiduk seit 1995 freiberuflich die Themen Schüßlers Lebenssalze, spirituelle Irisinterpretation, Pathophysiognomie und Spagyrik nach Zimpel für verschiedene Heilpraktikerschulen und Firmen im In- und Ausland.

1999 erschien ihr erstes Buch im Knaur Verlag mit dem Titel „Gesund durch Schüßlersalze“, das 2003 vollständig überarbeitet und erweitert wurde.

2005 erschienen „Gesund und schlank durch Schüßlersalze“ und „Schüßlersalze in der Schwangerschaft“ im Knaur Verlag.

2006 erschien „Eigendiagnose für Schüßlersalze“ (PC-Programm zum Buch „Gesund durch Schüßlersalze“) sowie eine Neuauflage des Posters im Farbdruck. 2008 wurde „Gesichtsdiagnose“ und 2010 „Irisdiagnose“ im Gräfe und Unzer Verlag aufgelegt.

2013 erschien „Mehr Durchblick, besser sehen durch veränderte Wahrnehmung“ im Knaur Verlag.

Alle Produkte sind über die Internetseite www.vistarahaiduk.com oder www.eye-see-life.de zu beziehen.

1.

Der Spätsommer des Lebens

Der Spätsommer des Lebens

Die zweite Hälfte des Lebens ist die Schönere

Vieles wird leichter in der Zeit nach dem 50. Geburtstag. Mit ein wenig Vorsorge und Achtsamkeit ist dies die lebendigere Lebenshälfte. Die Kinder sind zunehmend selbstständig und gehen aus dem Haus. Sie haben wieder mehr Zeit, sich um Ihre Partnerschaft und Ihre Hobbys zu kümmern. Die Konditionierungen durch die Eltern werden schwächer, denn in der zweiten Hälfte des Lebens begeben sich viele auf die Suche nach sich selbst. Sie legen immer mehr ab, was nicht zu Ihnen gehört und hören auf, einfach nur gesellschaftlich zu funktionieren. Ab 50 haben Sie die Chance, sich um die Freiheiten im Leben zu kümmern. Sie erleben eine neue Phase, die Sie in vollen Zügen genießen sollten!

Dieses Buch kann Ihnen Impulse geben, wie Sie diese Umbruchphase im Leben meistern und wie Sie den Verlauf mit Schüßlersalzen positiv beeinflussen.

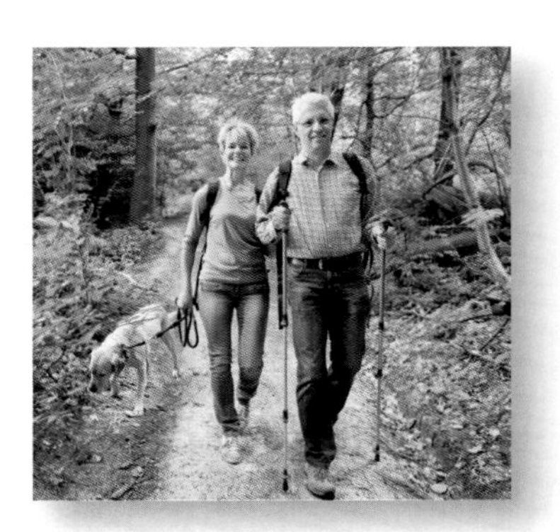

Der Durchschnittseuropäer ist immer vitaler und agiler. Ein Mensch, der heute 60 Jahre alt ist, hat häufig die Vitalität eines 40-Jährigen der 70er-Jahre. Das wiederum bedeutet, dass ein Mensch, der heute in der zweiten Lebenshälfte ist, deutlich jünger, agiler und lebenslustiger ist, als noch vor 30 Jahren.

Wie kommt es dazu?

Der wichtigste Faktor ist vermutlich die Tatsache, dass wir im westlichen Europa seit 70 Jahren keinen Krieg mehr erleben mussten. Es gab weder Hungerszeiten noch Zeiten starker Traumatisierung einer großen Masse von Menschen. Die Nahrungssituation war und ist gesichert. Selbst Menschen mit kleinem Einkommen leben im Vergleich zu vielen anderen Ländern üppig.

Jedoch bringt diese Sicherheit noch weitere Aspekte und Verantwortlichkeiten mit sich. Dadurch, dass es uns im westlichen Europa schon sehr lange sehr gut geht, haben sich sogenannte Wohlstandserkrankungen entwickelt. Neben der Tatsache, dass immer mehr gegessen wird, wird auch immer weniger Wasser getrunken, immer mehr Süßes und zu große Portionen des Falschen gegessen. Zusätzlich verringert sich der Bewegungsradius mehr und mehr, da immer mehr mit dem Auto gefahren wird. Fernsehen und Computer haben weiter zur „Immobilisierung" beigetragen. Der Körper toleriert solche Sünden relativ lange. Jedoch treten in der zweiten Lebenshälfte immer häufiger Zeichen auf, die anzeigen, dass die Toleranzgrenze erreicht ist.

Jenseits der 50 verlangen Geist, Seele und Körper Veränderungen im Lebensstil und der Lebenseinstellung. Treten Symptome auf, ist es ein Zeichen, dass Ihr Körper Ihnen zeigt, dass etwas verändert werden muss. Der Körper kommuniziert.

Das Leben im Wandel

Die Zeit jenseits der 50, gern auch als „Wechseljahre" bezeichnet, betrifft sowohl Männer als auch Frauen. Wenn man den Begriff wörtlich nimmt, sind es die Jahre des Wechsels.

Da Sie gerade dieses Buch lesen, nehme ich an, dass Sie zu dieser Altersgruppe 50 Plus gehören. Sie spüren, dass sich da etwas gravierend in ihrem Leben ändert, Sie können es jedoch nicht genau benennen. Oder Sie wollen sich, jetzt da das Leben etwas entspannter verläuft, etwas Gutes tun.

Bevor Sie weiterlesen, möchte ich Sie einladen, einen kleinen Test zu machen.

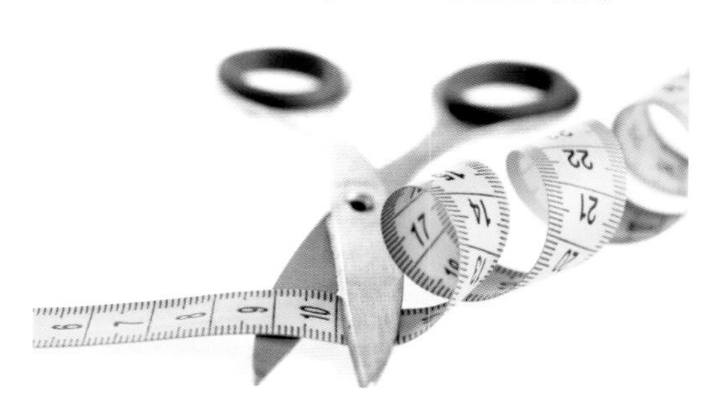

Sicher haben Sie ein Maßband zu Hause, das mindestens einen Meter lang ist. (Notfalls gibt es diese im Supermarkt oder in den meisten Möbelhäusern in einer Papierversion.)

1. Nehmen Sie das Maßband und eine Schere zur Hand.

2. Schneiden Sie jetzt das Maßband an der Zahl ab, die das Alter repräsentiert, das Sie gern erlangen möchten.

3. Entsorgen Sie den abgetrennten Teil.

4. Schauen Sie sich die Länge des Maßbandes an. Es hat sich jetzt vermutlich etwas verkürzt. Schneiden Sie nun vom vorderen Teil an der Zahl das Band ab, welches ihrem derzeitigen Alter entspricht (Beispiel: Sie sind 58 Jahre alt, dann schneiden Sie es an der Zahl 58 ab).

5. Nehmen Sie den abgeschnittenen Teil, der die Jahre Ihres bisherigen Lebens repräsentiert auf und betrachten Sie es.

6. Stellen Sie sich nun die Frage, wie viele Jahre Sie in der Summe tatsächlich glücklich waren.

7. Schneiden Sie die Jahre von Ihrem bisherigen Leben ab und vergleichen Sie diese beiden Teile.

Besteht eine Balance zwischen beiden Teilen? Oder ist der Teil, der Ihre glücklichen Zeiten anzeigt, deutlich kleiner?

8. Nun können Sie sich fragen, ob dies das Verhältnis zwischen glücklich sein und nicht glücklich sein ist, das Sie sich für ihr Leben vorgestellt hatten.

9. Nehmen Sie nun den Teil des Maßbandes, der Ihre Zukunft repräsentiert. Stellen Sie sich die Frage, ob das Verhältnis zwischen glücklichen und guten Zeiten zu weniger guten Zeiten das Gleiche sein soll wie bisher.

Wenn Sie hier mir NEIN antworten, dann ist es Zeit, etwas zu verändern. Sie sollten das Stück Maßband, das Ihre Lebenserwartung repräsentiert, gut sichtbar für Sie (z. B. auf der Innenseite Ihres Kleiderschranks oder am Bett), aufbewahren. Die Zeit läuft. Nutzen Sie sie weise und gesund!

Wenn du mit etwas unzufrieden bist oder etwas misslungen ist, ändere deine Vorgehensweise.

Welche Wechsel und Veränderungen stehen an?

Familie

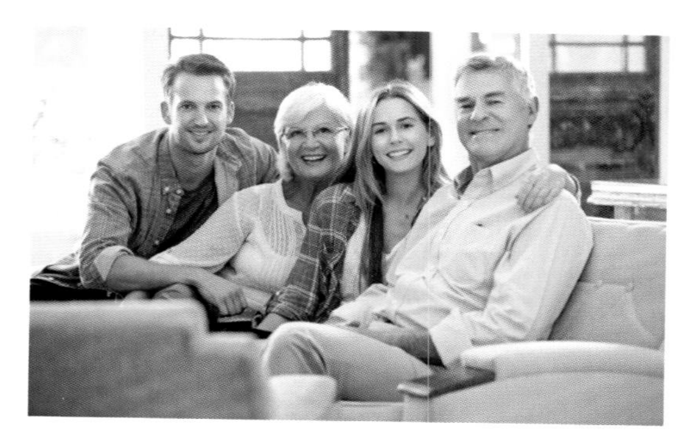

In der Zeit jenseits des 50. Lebensjahres verändert sich das Familienbild. Die Kinder sind weitgehend flügge. Sie sind im Allgemeinen über 16 Jahre alt und haben bereits ihre eigenen Ideen. Spätestens jetzt ist es Zeit, in der Familie Aufgaben rund um das Haus und das Familienleben neu zu verteilen. Wenn Sie als Eltern die Kinder nicht daran erinnern, dass auch sie innerhalb der Familie nicht nur Rechte, sondern auch (Haushalts-)Pflichten haben, werden sie sich nicht selbst aus der Komfortzone begeben. Sie könnten sich dadurch mehr Freiraum verschaffen. Es ist jetzt höchste Zeit, sie auf das Leben „nach der Ursprungsfamilie" vorzubereiten und, auch gegen den Widerstand des Nachwuchses, Aufgaben zu delegieren. Sie bereiten sie damit auf ein eigenverantwortliches Leben vor. Ein größeres Geschenk können Sie Ihren Kindern kaum machen.

Wer welche Aufgaben übernimmt, kann an einer Tafel für alle sichtbar festgelegt und jeden Monat in einem Familienrat wieder neu verteilt werden.

Beispielsweise können die Kinder ihre Zimmer selbst in Ordnung halten und sich auch selbst um ihre Wäsche kümmern, sie selbst waschen und bügeln. Jedes Mitglied der Familie kann an einem Tag in der Woche den Kochdienst übernehmen.

Beruf

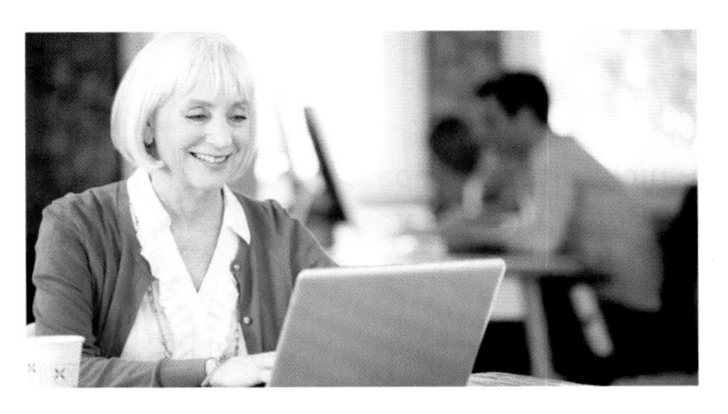

Wenn die 50 überschritten ist, befassen sich manche bereits gedanklich mit dem Frühruhestand, andere wiederum starten da noch einmal richtig durch. Wieder andere haben Angst davor, dass es zu Veränderungen kommt – zum Beispiel durch Kündigungen – und sie sich dadurch überflüssig fühlen könnten.

Besonders die finanziellen Versorger der Familie neigen dazu, sich über die Arbeit zu definieren.

Die Zeit zwischen 50 und Rente dient der Neuorientierung. Nutzen Sie diese Zeit, um herauszufinden, was Ihnen neben Ihrer Arbeit wichtig ist. Wie wollen Sie in Zukunft damit umgehen, keinen vorgegebenen Tagesablauf mehr zu haben. Womit füllen Sie die nun freie Zeit? Welche sozialen Kontakte sind da außerhalb der Arbeitswelt? Wie fit ist Ihr Körper? Was können Sie tun, damit Sie die Rentenzeit wirklich gesund und fit genießen können?

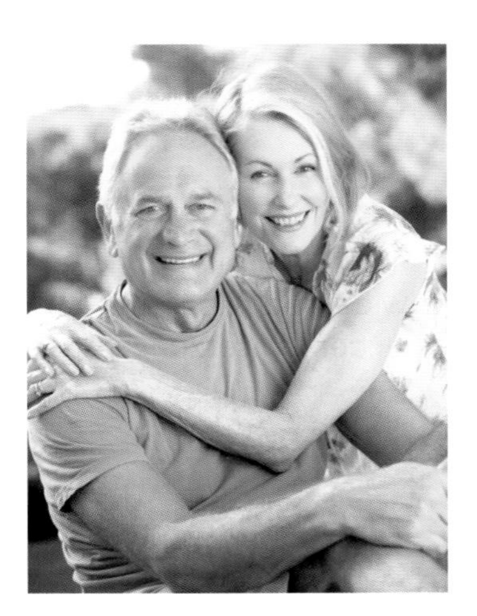

Partnerschaft/Beziehungen

Schauen Sie sich noch einmal das Stück Maßband an, dass Ihre noch verbleibende Lebenszeit anzeigt.

Stellen Sie sich eine wichtige Frage in Bezug auf Ihre Partnerschaft:

Ist Ihr(e) Partner/Partnerin die Person, mit der Sie auch die nächsten 40 Jahre gemeinsam verbringen wollen?

Sie sollten ehrlich zu sich sein. Sie haben jetzt die Gelegenheit, Dinge, die nicht optimal gelaufen sind, zu verändern.

In der zweiten Lebenshälfte treten gehäuft Veränderungen an den Augen auf. Das ist die Zeit, in der sich die Augen einschalten, um zu melden, dass es hier Verhaltensweisen gibt, die nicht altersangepasst sind und verändert werden sollten. Die Augen sind die Boten, die Sie darauf aufmerksam machen möchten. Die Themen, die sich zeigen, sind immer wieder überraschend.

Dr. Roberto Kaplan Funktional-Optometrist und ich haben in Oberstenfeld in unserem eye-see-life-Institut, das den Schwerpunkt „Augen – sehen – Leben" hat, viele Patienten der Altersgruppe 50 plus. Wir arbeiten zusätzlich zur heilmittelgestützten Behandlung, wie z. B. Schüßlersalze oder Pflanzenheilkunde, auch mit Bewusstwerdungstraining und Wahrnehmungsveränderung.

Aus der Praxis:

Unsere Patientin Lisa K., 56 Jahre alt, kam zu uns, weil sie immer wieder unter trockenen Augen litt. Besonders bei der Arbeit am Computer machte sich das bemerkbar. Die Augensalbe vom Arzt verschaffte keine Verbesserung. Ich stellte, nach einigen einleitenden Erklärungen, dass der Körper auf bestimmte Bereiche des Lebens hinweist, die altersentsprechend angepasst werden wollen, die Frage: „Welcher Lebensbereich trocknet bei Ihnen aus?" Zwei große überraschte Augen sahen mich aus einem errötenden Gesicht an. Lisa selbst war davon völlig erstaunt, als sie das Thema erkannte. Sie kam doch eigentlich, weil sie ein Problem mit den Augen hatte. Der Körper zeigt jedoch mit zunehmendem Alter immer deutlicher, dass es Lebensbereiche gibt, die dysfunktional sind. In Lisas Fall waren es Partnerschaft und Sexualität. Wir gaben ihr einige Ideen, wie sie behutsam mit dem Thema umgehen konnte und wie die Salze sie bei der Umsetzung unterstützten.

Sie schrieb nach 4 Wochen, dass sie ihre „Hausaufgaben" gemacht hätte und die Trockenheit der Augen deutlich besser ist. Sie nutzt nun dieses

Symptom, um zu identifizieren, welche persönlichen Wachstumsschritte noch nicht gemacht wurden.

Einstein hat gesagt: Ein Problem lässt sich nicht dadurch lösen, dass man das, was zu dem Problem geführt hat, ständig wiederholt. Die Lösung eines Problems erfordert einen Wechsel des Handelns.

Die meisten Dinge lassen sich mit einer aktiven gesunden Kommunikation in Angriff nehmen. Damit meine ich nicht, dass Sie Ihr Gegenüber mit Worten überschütten. Sondern vielmehr, dass Sie wirklich darüber sprechen, was Sie in Ihrem Inneren bewegt, was Sie fühlen und was Sie tief berührt. Die meisten Partnerschaften scheitern genau daran: mangelnde Kommunikation.

Hier ein weiteres Beispiel aus meiner Praxis: Gisela ist 55 Jahre alt, hat einen Mann und Kinder. Die Kinder beginnen durch Ausbildung und Studium, allmählich aus dem Haus zu gehen. Sie ist der Teil der Familie, der sich in erster Linie um Haus, Hof und Kinder gekümmert hat. Es verändert sich gerade ein (zeitlich gesehen) großer Teil ihres Aufgabenbereiches. Der Mann ist immer noch in seine Arbeit eingebunden. Sie kam zu mir, weil sie tränende Augen hatte. Nach einer kurzen Erklärung meiner Arbeit fragte ich sie, ob sie Angst hat überflüssig zu sein, wenn die Kinder aus dem Haus sind. Sie nickte. Ich fragte weiter nach, ob sie sich Gedanken gemacht hat, was macht sie mit sich und der freien Zeit anfängt.

Sie bekam (neben einigen Schüßlersalzen) die Hausaufgabe, sich bis zum nächsten Termin in acht Wochen eine Liste über folgende Punkte Gedanken zu machen. Welche Hobbys wollte sie schon immer machen? Welche ihrer Wünsche und Träume sind durch ihr Lebenskonzept mit der Familie auf der Strecke geblieben? Was würde sie gern mit der verbleibenden Lebenszeit machen? Was würde ihr Freude bereiten (soziales Engagement, Vereinsarbeit, handwerkliche oder handarbeitliche Beschäftigung ...)?

Über folgende Fragen lohnt es sich, nachzudenken und tiefer darin hineinzuspüren. Wenn Sie sie für sich beantwortet haben, bitten Sie Ihren Partner, für sich selbst das Gleiche zu tun. Dann vereinbaren Sie einen Zeitpunkt, an dem Sie die schriftlich festgehaltenen Punkte vergleichen. Wo läuft ihre Lebensplanung noch parallel?

- Was ist aus der Paarbeziehung mit dem Partner geworden?
- Gibt es noch eine Partnerschaft?
- Fühlen Sie noch Liebe für den Partner?
- Genießen Sie die Gegenwart Ihres Partners?
- Ist das Zusammensein Gewohnheit?
- Kann man sich mit dem Partner eine gemeinsame Zukunft vorstellen?
- Haben beide Partner noch die gleichen Lebens- und/oder Reiseziele?
- Welche Bedürfnisse werden nicht mehr gestillt?
- Welche faulen Kompromisse sind Sie im Laufe der Jahre eingegangen?
- Was darf auf keinen Fall in der verbleibenden Zeit des Lebens wiederholt oder fortgeführt werden?
- Möchten Sie reisen, sich wohltätig oder gemeinnützig engagieren?
- Welche Freunde und Bekannten verdienen diese Bezeichnung noch? Wer meldet sich von sich aus, fragt auch nach Ihrem Befinden und hat ein offenes Ohr und die Bereitschaft zu helfen, wenn es irgendwo klemmt?

Jetzt ist die Zeit, Veränderungen durchzuführen.

Sexualität

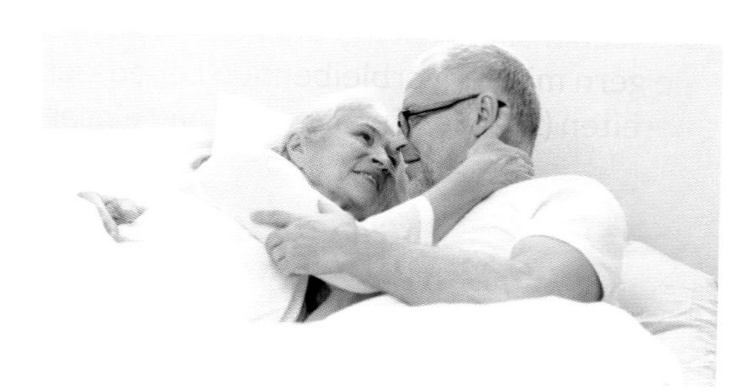

Der Bereich der Sexualität ist der Sensibelste und eines der Themen, in denen der Wechsel am stärksten greift. In dem Lebensabschnitt zwischen 16 und 45 Jahren geht es funktional, in erster Linie archaisch betrachtet, um die

Fortpflanzung. Jedoch verändern sich im fortgeschrittenen Alter auch hier die Bedürfnisse.

Besonders für reifere Frauen wird es immer wichtiger, durch Sexualität eine tiefe Verbindung auf der Seelenebene zu fühlen.

Eine Frau in den Wechseljahren hat meist mit dem Phänomen der nachlassenden Lust und Austrocknung der Schleimhäute zu kämpfen. Das geschieht primär nicht, weil sie den Mann an ihrer Seite ablehnt. Sondern es ist ein Phänomen der Hormone.

Die reife Frau braucht vor allem Zeit und Atmosphäre, um sich zu entfalten. Das bedeutet, dass Sex keine Zehn-Minuten-Aktion zwischen zwei Aktivitäten ist. Sexualität sollte zu einer Art Meditation werden. Nehmen Sie sich Zeit, bereiten Sie sich innerlich und äußerlich vor.

Männer über 50 sind ebenfalls mit einer starken Wandlung konfrontiert.

Sie werden durch die Veränderungen der Funktionalität des Körpers aufgefordert, ihr „Mannbild" zu überdenken. Das Bild, das sie von sich aus ihrer Jugend haben, passt häufig nicht mehr – und der Körper meldet das durch diverse Symptome.

Für Männer bietet sich in der Reifephase einer Beziehung die Gelegenheit, der Frau an ihrer Seite ein Gefühl von Sicherheit, Geborgenheit, Achtung, Anerkennung und Zärtlichkeit zu geben. Sie werden überrascht sein, welchen positiven Einfluss das auf Ihre Gemeinsamkeit hat.

Beide Partner sollten sich zu den folgenden Fragen einmal Gedanken machen:

Wann haben Sie sich das letzte Mal wirklich Zeit genommen, die Lust des Partners zu wecken? Damit meine ich nicht Fünf-Minuten-Aktionen, sondern eine gegenseitige Steigerung der Lust über Tage hinweg? Zum Beispiel durch liebevolle Blicke, romantische Momente oder Abende, eine wirklich aktive Unterhaltung, in der Sie dem anderen einfach nur wirklich zugehört haben, ohne sich von dem Gesagten sofort angegriffen zu fühlen oder das Gefühl zu haben, den Partner retten zu wollen?

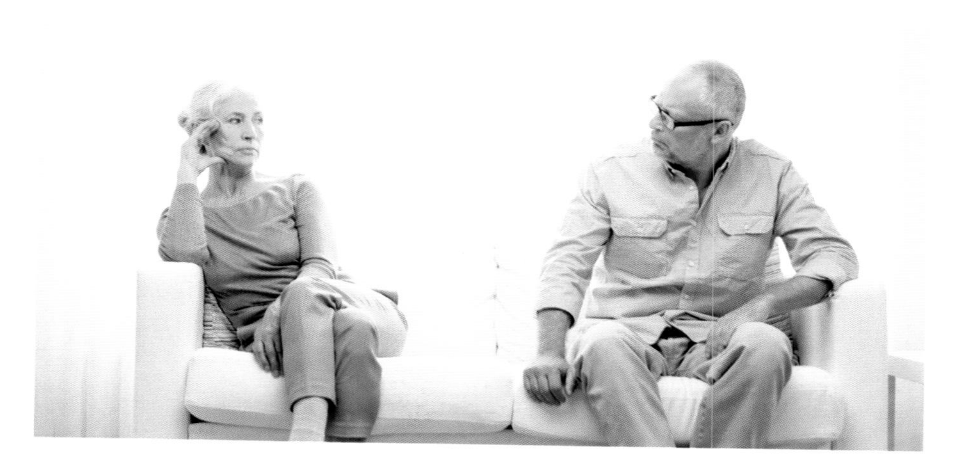

Können Sie ihren Partner noch gut riechen? Wann haben Sie das letzte Mal einfach herzhaft mit ihrem/ihrer Partner/in gelacht oder schmusend und innig (ohne sexuelle Hintergedanken) auf der Couch gelegen? Haben Sie sich jemals mit Ihrem Partner über Ihre geheimen Wünsche, Sehnsüchte und Ängste ausgetauscht?

Wann haben Sie sich das letzte Mal mit den Augen Ihres Partners im Spiegel angeschaut? Gibt es da etwas, was Sie verändern möchten? An sich selbst? An der sexuellen Beziehung zu Ihrem Partner? Haben Sie das mit Ihrem Partner einmal ernsthaft besprochen?

Wann haben Sie sich das letzte Mal zärtlich, mitfühlend und leidenschaftlich geküsst, ohne den Anspruch auf unmittelbare sexuelle Aktivitäten? Dinge, die einer reifen Frau Gelegenheit geben, sich Ihnen zu öffnen sind: Zeit, Atmosphäre, Geborgenheit, das Gefühl, dass es Ihnen wirklich um *sie* geht und dass Sie sie wahrnehmen. Der Partner ist keine Selbstverständlichkeit. Eine gute und aktive Sexualität mit dem Partner verlangt nach Aufmerksamkeit und Achtsamkeit.

Liebe weibliche Leserinnen: Sicher gibt es auch bei Ihnen einige Dinge, denen Sie mehr Aufmerksamkeit widmen können. Viele der oben angesprochenen Fragen sollten Sie sich auch stellen. Auch sollten Sie sich jedoch folgende Fragen stellen:

- Bin ich wirklich offen für meinen Partner?
- Wie tief sitzen die Verletzungen der letzten Jahrzehnte?
- Kann ich vergeben?
- Bin ich bereit, meinem Partner mit ebenso viel Verständnis zu begegnen, wie ich es mir von ihm wünsche?

Hobbys

Indem Sie sich selbst Fragen stellen, können Sie herauszufinden, wie Sie sich aktiv halten. Die Fragen werden Ihnen auch helfen, herauszufinden, wozu Ihr Hobby wirklich dient und ob Sie in dem, was Sie machen, eine Erfüllung finden.

- Kann ich den Sport, den ich als 30- oder 40-Jähriger betrieben habe, auch noch mit 55, 65, oder 75 Jahren betreiben?
- Und wenn ja, dann auch in der gleichen Intensität?
- Möchte ich mein Hobby mit meinem Partner teilen und dadurch eine Gemeinsamkeit beibehalten (oder erschaffen)?
- Nutze ich das Hobby, um dadurch für mich mehr Raum zu haben?
- Möchte ich mich kreativ ausdrücken?
- Möchte ich mich durch meine Aktivitäten spirituell und persönlich weiterentwickeln?

Der Körper im Wandel

Unser Körper ist der Tempel unserer Seele. Wir haben die Aufgabe, der Seele ein angemessenes Zuhause zu schaffen. Ebenso wie das Haus geputzt und die Anziehsachen gewaschen werden müssen, muss auch der Körper entgiftet, gereinigt und in Ordnung gehalten werden.

Je älter man wird, desto mehr Zeit muss man sich für sich selbst nehmen. Der Abbau der Knochen- und Muskelsubstanz verläuft schneller, der Aufbau der Zellen ist verlangsamt. Jugendsünden (Rauchen, Alkohol, zu wenig Wasser getrunken, zu wenig Bewegung, Dauerstress) zeigen nun ihre Auswirkungen, man muss mehr Sport treiben, um die gleiche Fitness zu erhalten, wie mit 30 oder 40. Der Hormonhaushalt verändert sich ebenso drastisch, wie in der Pubertät. Frauen sind von den körperlichen Auswirkungen im Allgemeinen stärker betroffen als Männer.

Die Figur verändert sich

Durch die nachlassende Produktion an Östrogenen kommt es bei Frauen zu einer Umverteilung der Fettpolster. Die typisch weibliche Fettverteilung mehr Fettreservoirs an Po und Oberschenkeln auch Birnenform genannt, tritt stärker hervor. Die eher männliche Fettverteilung zeigt eine Fettverteilung am Oberbauch ähnlich einem Apfel. Dies ist die Form, die eine Neigung zu hohem Blutdruck, Diabetes Mellitus Typ II, Fettstoffwechselstörungen oder Herz-Kreislauf-Erkrankungen anzeigt.

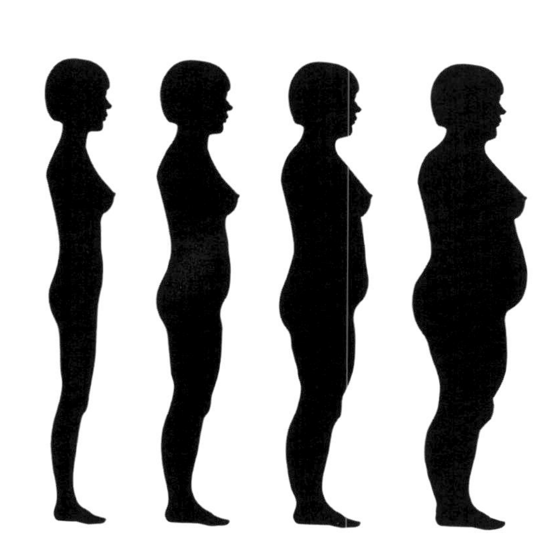

Die Zunahme an Gewicht wird gern der Umstellung

der Hormone zugeschrieben. Jedoch wird es auch gern als Ausrede verwendet, dass man „da nichts machen kann“.

Die Zunahme des Gewichtes ist vielmehr eine Auswirkung des reduzierten Grundumsatzes (täglicher Kalorienverbrauch ohne körperliche Anstrengung), die Aktivität des Stoffwechsels lässt nach, die Muskelmasse nimmt ab, ebenso der Bewegungsradius. Was sich in der Regel nicht verändert, sind die Essgewohnheiten. Die zugeführten Kalorien sind noch immer an „früher“ angepasst.

Wer sein Gewicht verringern will, muss dafür sorgen, dass die Zahl der zugeführten Kalorien geringer ist, als das, was der Körper durch Bewegung an Kalorien verbraucht. Auch die täglich zugeführte Wassermenge spielt eine Rolle.

Diäten sind im Allgemeinen auf Kalorienreduktion ausgerichtet und sollten zeitlich begrenzt sein. Das wird durch die Änderung der Essgewohnheiten sowie durch die Vermeidung kalorienreicher Nahrungsmittel erzielt. Um einen langfristigen Erfolg verzeichnen zu können, ist es ratsam, einige grundsätzliche Veränderungen vorzunehmen:

Schreiben Sie drei Tage lang alles(!) auf, was Sie an Essen und Trinken zu sich nehmen. Und notieren Sie auch, wie viel Sie sich bewegen. (Dank der Diktierfunktion von Handys kann man die Liste und das Bewegungsprofil auch digital erstellen.) Nach drei Tagen schauen Sie sich an, was und wie viel Sie gegessen haben. Und auch wie viel (oder wenig) Sie sich bewegt haben. Sie werden überrascht sein.

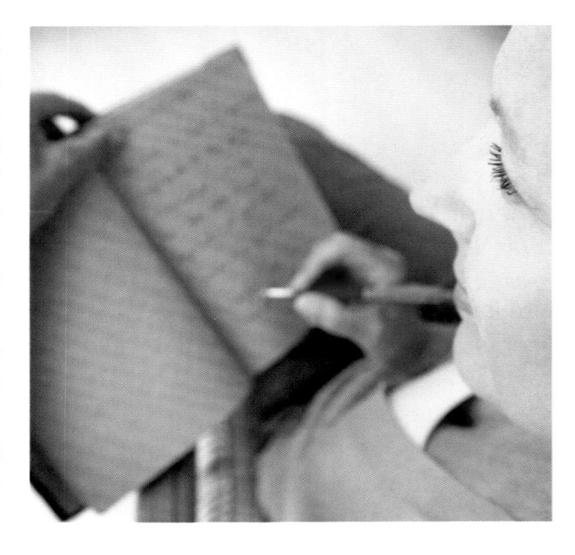

Für die Zeit ab 50 wären Ernährungskonzepte ideal, die sich individuell auf den persönlichen Stoffwechsel und die Zusammensetzung des Blutbildes beziehen und eine Nahrungsmittelliste ausgeben, die anzeigt, was und wie viel täglich Sie davon essen dürfen. „Fit und Gesund" oder „Metabolic Balance" bieten solche Konzepte an.

Beweglichkeit

Immer häufiger wird man jenseits der 50-Jahre-Grenze mit Einschränkungen der Beweglichkeit konfrontiert. Die Muskeln schmerzen, die Gelenke werden steifer, die Treppen, die mit 45 kein Problem darstellten, werden mit 60 scheinbar immer steiler und länger.

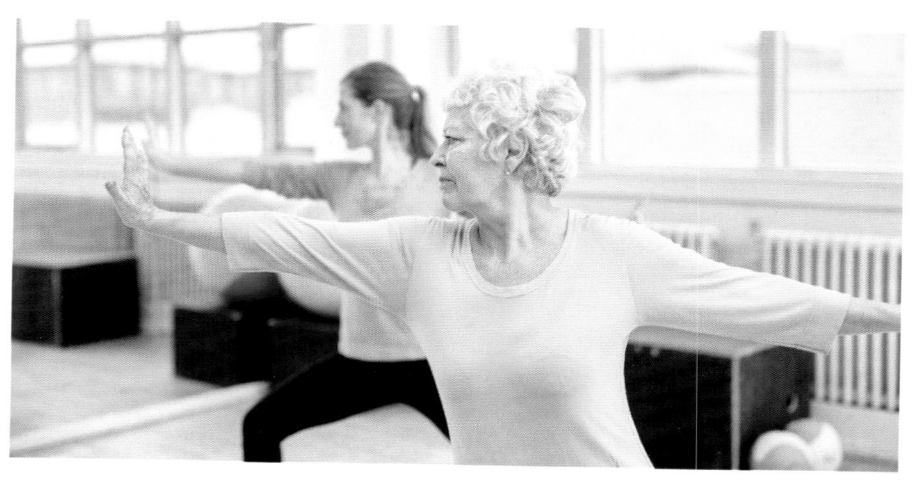

Was der Körper hier meldet, ist eine zunehmende Übersäuerung.

Stellen Sie sich den Körper als eine Art Regentonne vor, die bei der Geburt leer ist. Im Laufe des Lebens füllt sich diese Regentonne mit den Auswirkungen kleiner Sünden (Alkohol, falsches Essverhalten, Süßigkeiten, Stress). Solange diese nicht voll ist, zeigt der Körper keine Reaktionen. Irgendwann ist jedoch die Grenze erreicht und das Regenfass läuft über. Spätestens jetzt ist es Zeit, zu entsäuern, zu entgiften und etwas mehr für die Gesundheit und Beweglichkeit zu tun.

Die Psyche im Wandel

Unser Wohlbefinden im psychischen Bereich ist stark von der hormonellen Steuerung abhängig. Fehlt es bei Männern an Testosteron, fühlen sie sich niedergeschlagen, antriebslos und müde bis hin zur Depression.

Fehlt es Frauen an Östrogenen, sind sie meist mit Hitzewallungen, schlaffer werdendem Gewebe, Stimmungsschwankungen bis hin zu Depressionen und Trockenheit der Schleimhäute konfrontiert.

Die Seele im Wandel

Im Allgemeinen hören wir nicht darauf, wenn unsere Seele ein Problem hat. Wir merken es oft gar nicht. Körperliche Erkrankungen entstehen durch die Verweigerung zur spirituellen Entwicklung. Nach einer Berechnung des peruanischen Mathematikers Ricardo Roja durchläuft der Mensch etwa alle 20 Jahre eine Entwicklungsstufe, in der bestimmte Fähigkeiten und Eigenheiten entwickelt werden. Der südafrikanische Funktionaloptometrist Dr. Roberto Kaplan und ich haben, nach jahrelanger Forschung auf diesem Gebiet, diese Phasen in unserem Buch „Mehr Durchblick – besser sehen durch veränderte Wahrnehmung“ ausführlich beschrieben.

Wir gehen davon aus, dass jeder Mensch mit einem bestimmten Lebensplan geboren wird. Die Biologie des Körpers sowie die Ereignisse des Lebens sollen uns dabei helfen, diesen Plan zu erfüllen. Dazu werden bestimmte Fähigkeiten in den verschiedenen Phasen besonders entwickelt.

In den ersten 20 Jahren wird vor allem das Denken trainiert. In dieser Zeit erhält ein Mensch die stärksten Konditionierungen und Grundsteine für seine weitere Entwicklung. Die erziehenden Personen zu Hause, in Schule und Gesellschaft sowie die Religion haben hier einen großen Einfluss. Gleichzeitig entfernen diese Konditionierungen den Menschen auch von seinem angeborenen Lebensplan.

Alle Dinge, die in den ersten 20 Jahren nicht vollständig und auf allen Ebenen (Seele, Geist, Körper) befriedigend „bearbeitet“ wurden, werden in den nächsten 20 Jahren wieder auftauchen. In der Regel verändern sich die Akteure, die Themen jedoch sind die Gleichen.

Im zweiten 20-Jahre-Zyklus geht es in der Entwicklung darum, das Fühlen in seine Entscheidungsfindung und zum persönlichen Wachstum stärker mit einzubeziehen. Mit *Fühlen* ist hier das „sich im Herzen berühren" lassen, Dinge wirklich innen spüren oder auch ganz praktisch das Anfassen gemeint.

Im dritten 20-Jahre-Zyklus geht es um die Anerkennung und das Leben der tiefen Emotionen. Zu den tiefen Emotionen gehören Freude, Begeisterung, Leidenschaft und auch bedingungslose Liebe. Es ist jedoch auch die Zeit, in der uns unsere übergeordnete Führung (man könnte alternativ auch Gott, Adonai, Mohamed, Existenz oder Spirit dazu sagen) durch „Zufälle" oder andere Impulse daran erinnert, dass es einen Grund gibt, warum wir geboren wurden. Schmerzen und Symptome sind deutliche Hinweise, dass wir zu weit vom eigentlichen Lebenspfad abgekommen sind.

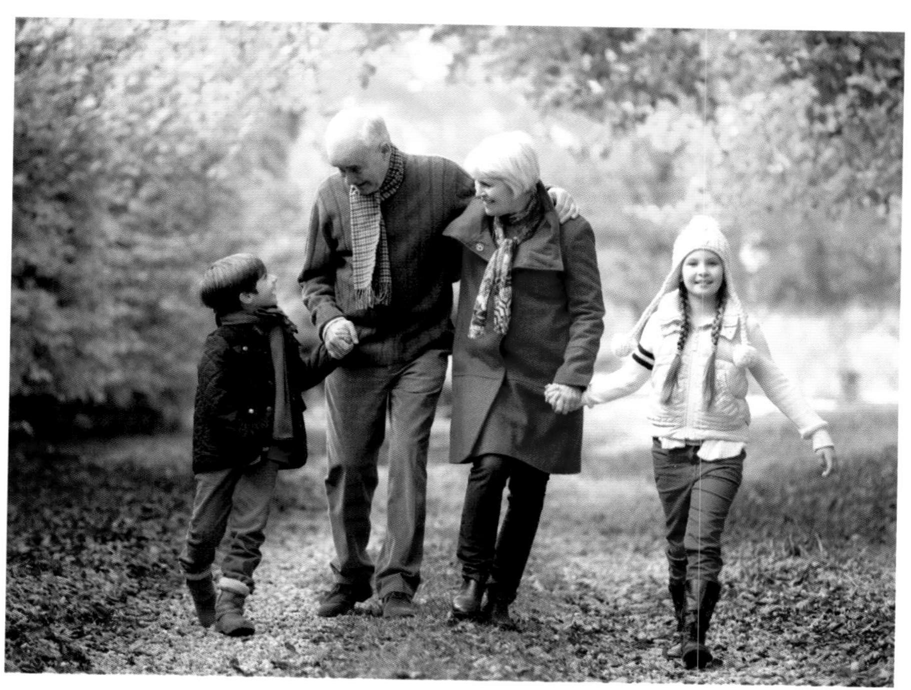

Im vierten 20-Jahre-Zyklus haben wir die Gelegenheit, Spiritualität und Lebenssinn auf einer tieferen Ebene zu erfahren. Themen, die bisher nicht vollständig auf den anderen Ebenen bearbeitet wurden, können sich in der Zeit zwischen 60 und 80 Jahren noch einmal zeigen.

Der fünfte Zyklus zwischen 80 und 100 Jahren eröffnet die Möglichkeit, in Liebe und Gelassenheit seine Weisheit an die nächsten Generationen weiterzugeben, aber auch vieles loszulassen. Wir kommen nackt und mit leeren Händen auf diese Welt und wir gehen nackt und mit leeren Händen. Jedoch kommen wir mit reinem Herzen und voller Licht und Liebe. Ziel sollte es in diesem Lebensabschnitt sein, diesen Zustand wieder zu erlangen: ein reines Herz und voller Licht und Liebe sein.

Auswirkungen von blinden Flecken im Bereich der Entwicklung

Wenn Ihr Körper Symptome zeigt, versucht Ihre Seele mit Ihnen durch Ihren Körper zu kommunizieren. Jeder Mensch hat in seinem Leben einen bestimmten Plan zu erfüllen.

Schmerzen sind eine Botschaft, dass das Verhalten bzw. die innere Einstellung zu weit von dem geburtlich vorgesehenen universellen Plan abweicht.

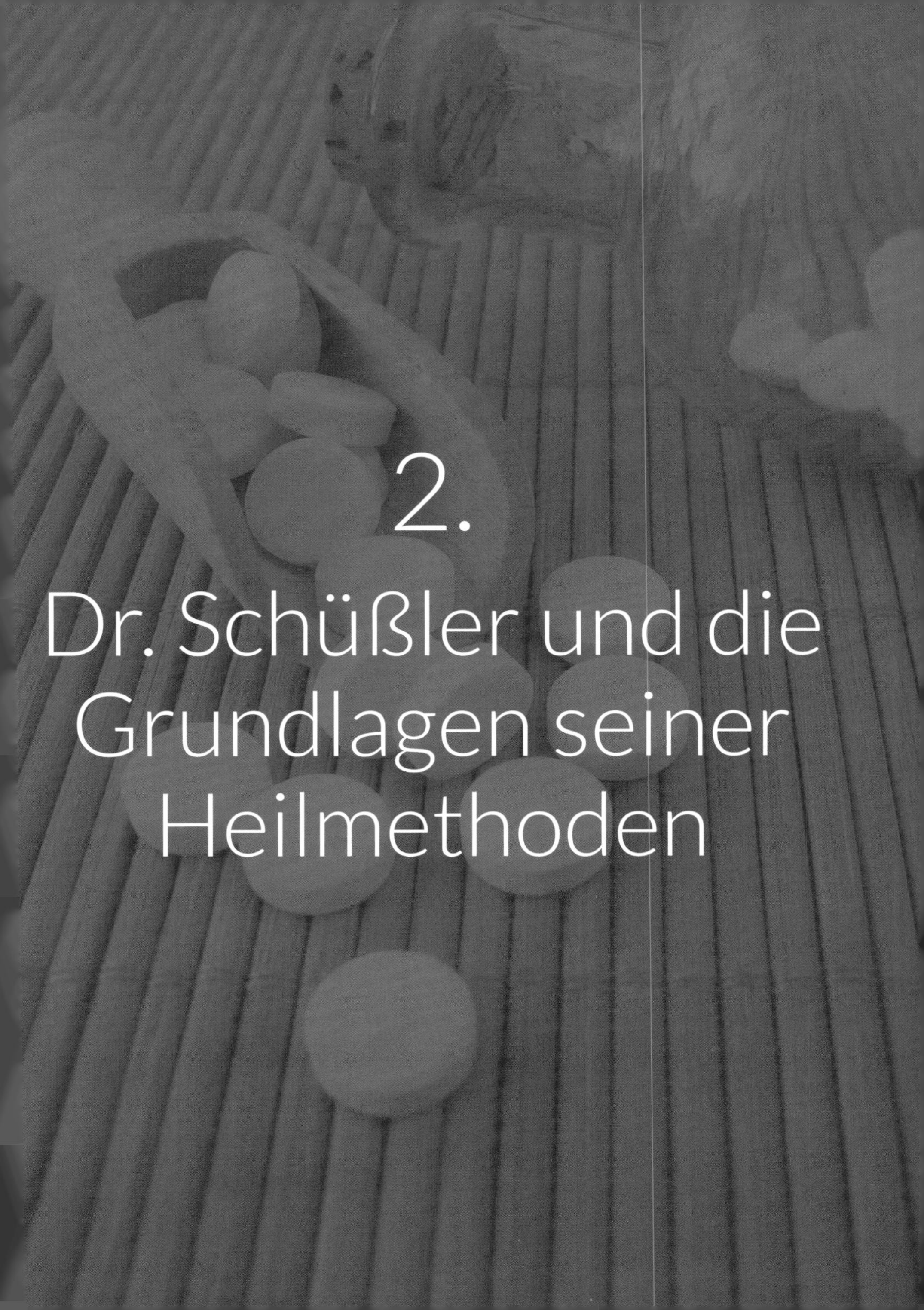

2.

Dr. Schüßler und die Grundlagen seiner Heilmethoden

Dr. Schüßler und die Grundlagen seiner Heilmethoden

Ganzheitliche Betrachtungsweise zur Entstehung von Krankheiten

Welche Symptome sich im Körper entwickeln, ist kein Zufall. Das betroffene System hat einen unmittelbaren Bezug zu den (vergiftenden und sauren) Glaubenssätzen, die wir uns über das Leben zurechtgelegt haben. Sie bestimmen unsere innere Haltung und damit die Ausrichtung auf unser Leben. Wenn diese Glaubenssätze im Laufe der Zeit nicht bewusst werden, wird das Leben immer wieder die gleiche Richtung einschlagen. Wenn Sie jedoch bewusst entscheiden mit einem Lächeln und aufrecht durch das Leben zu gehen und Sie dies für 21 Tage (Zeit die der Körper braucht, um neue Verbindungen im Gehirn zu schaffen) zu 100 % praktizieren, werden Sie überrascht sein, wie sich Ihre Einstellung und damit sowohl die Symptome als auch die Begegnungen, die Sie im Leben haben verändern. Sie entscheiden, in welche Richtung sich Ihr Körper und Ihr Leben entwickeln.

Die Entstehung von Erkrankungen durchläuft verschiedene Stufen:

Stufe 1
Durch Ernährungsgewohnheiten und Lebensweise sammeln sich im Laufe der Jahre Schlacken und Säuren an, die nicht ausgeschieden werden. Der Körper reagiert mit einer gewissen Toleranz zunächst gar nicht und später mit ersten Symptomen, wie z. B. Infektanfälligkeit, Allergien oder häufigem Muskelkater. Für gewöhnlich wird in diesem Stadium noch nicht aktiv gegen die Übersäuerung vorgegangen. Nicht zuletzt deshalb, weil man die Anzeichen nicht ernst nimmt und sie als „normal" betrachtet.

Stufe 2
Die Verschlackung und Übersäuerung zeigt zunehmende Symptome, wie deutliche Verspannungen, Schleimhautirritationen, Hautunreinheiten, kleinere Entzündungen, Konzentrationsstörungen, Müdigkeit, Knacken der

Gelenke, weitere Allergien oder Empfindlichkeiten gegenüber bestimmten Nahrungsmitteln oder Stoffen.

Stufe 3
Zeigt sich dann schon recht deutlich. Rheuma, Asthma, Fibromyalgie, Arteriosklerose, Arthrose oder Arthritis, starke Vergesslichkeit bis hin zur Demenz treten sehr viel häufiger bei Menschen auf, die übersäuert sind, als bei Menschen die schon früh etwas dagegen unternommen haben.

Sie haben jetzt die Gelegenheit, diese Stufen auch wieder rückwärts zu durchlaufen und Ihren Körper zu entlasten. Natürlich helfen Ihnen die Schüßlersalze dabei. Besonders im Bereich der Stoffwechselregulation und Entsäuerung zeigen sie ihre Stärken. Weitere kleine Verhaltensänderungen haben großen Einfluss auf die Gesundheit.

Wasser trinken

Immer wieder erlebe ich in der Praxis, dass die Patienten mit einer Vielzahl an Symptomen zu mir kommen. Wenn ich sie in der Fallaufnahme dann nach ihrem Trinkverhalten frage, berichten sie stolz, dass sie auf 1,5 Liter Flüssigkeit am Tag kommen. In der Aufzählung werden dann Saftschorle, Kaffee und Tee genannt. Wenn ich dann die Frage stelle, ob sie mit der Mischung auch ihr Geschirr waschen würden, die Fenster oder Gardinen oder auch nur die Toilette spülen, schauen sie mich überrascht an.

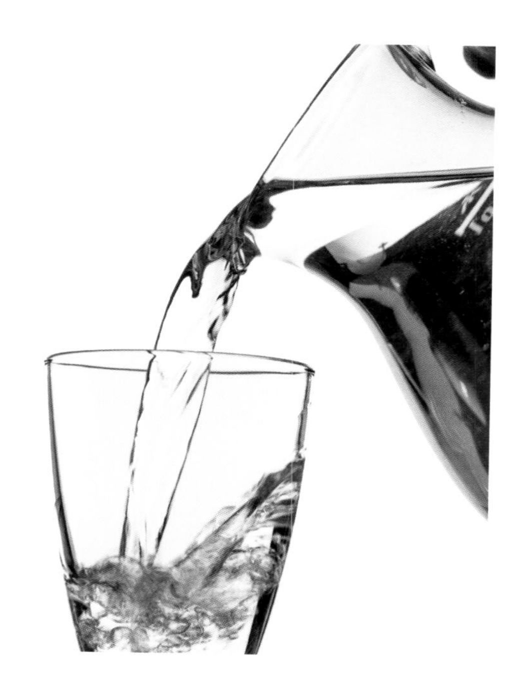

Wenn der Körper konstant zu wenig Wasser bekommt, lagern sich die Schlacken und Säuren viel schneller an. Die ausreichende Menge Wasser zu trinken, reduziert, neben sehr vielen anderen Symptomen, auch das Gewicht.

Neben den Ernährungssünden ist auch das Wassertrinken ein wichtiger Faktor. Der Körper benötigt Wasser, um sich zu entgiften und durchzuspülen. Die durchschnittliche Menge sollte 30 ml **WASSER**/kg Körpergewicht nicht unterschreiten.

Die besten Arzneimittel finden Sie in der Küche

„Du bist, was du isst", sagt der Volksmund. Was ist damit gemeint?

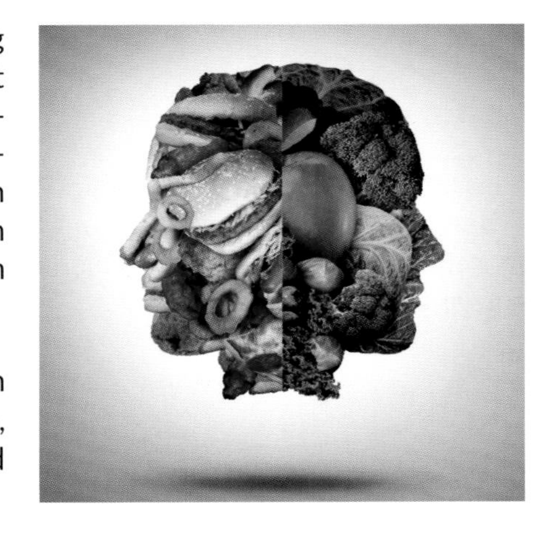

Gesundheit hat etwas mit Ernährung zu tun und Ernährung wiederum mit Bewusstsein. Es besteht ein Zusammenhang zwischen dem Gemütszustand und dem, was man isst. Wenn Sie innerlich stark sauer sind, werden Sie sich auch vermehrt mit säuernden Lebensmitteln ernähren.

Wenn Sie keine Achtung vor Ihrem Körper als Tempel der Seele haben, werden Sie sich auch entsprechend achtlos ernähren.

Wenn Sie sich selbst nicht schätzen, werden Sie auch das Essen nicht schätzen, dass Sie zu sich nehmen. Sie werden sich auch keine Zeit nehmen, sich selbst ein gesundes und tatsächlich nährendes Essen zuzubereiten, sondern auf industriell verarbeitete Lebensmittel ausweichen.

Nudeln, Fertiggerichte und andere verarbeitete Lebensmittel (dazu gehören auch Lebensmittel in Dosen und Tiefkühlgemüse) erhalten Sie zwar am Leben, weil sie Kalorien liefern, sie nähren Sie jedoch nicht, da es tote Lebensmittel sind. Das bedeutet, Sie werden energetisch von diesen Füllstoffen nicht genährt. Der Körper kann keine Lebensenergie daraus produzieren.

Der Mangel an Schüßlersalzen entsteht vor allem durch eine unzureichende Zufuhr aus der Ernährung.

Prüfen Sie, ob eine Änderung der Ernährungsgewohnheiten durch Vermeidung industriell verarbeiteter Lebensmittel und Hinwendung zu frischen Nahrungsmitteln – in Verbindung mit der ausreichenden Zufuhr von Wasser – nicht schon eine deutliche Verbesserung des Befindens bewirken könnten. In sehr vielen frischen Lebensmitteln sind reichlich Mineralstoffe enthalten. Auch die Zubereitung einer frischen Mahlzeit muss nicht länger als 30 Minuten dauern.

Die Grundlagen der biochemischen Heilmethode

Die Definition des Ausdrucks biochemische Heilmethode bezeichnet die Arbeit mit den Schüßlersalzen und Ergänzungsmitteln, während die Wissenschaft unter »Biochemie« die Lehre der physiologischen chemischen Vorgänge im lebenden Organismus versteht.

Wer war Dr. Schüßler?

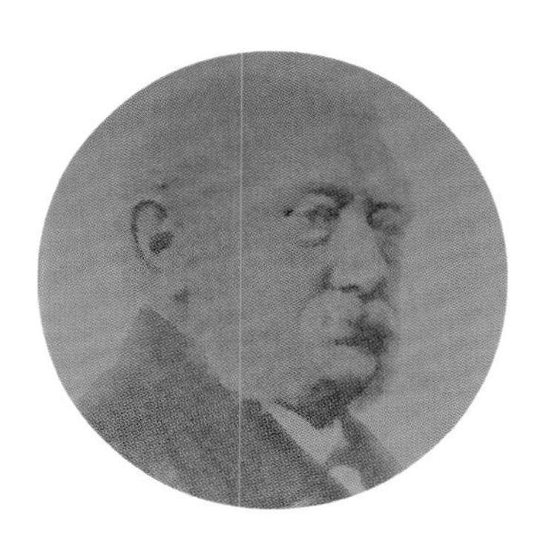

Dr. med. Wilhelm Heinrich Schüßler, der Begründer des biochemischen Heilverfahrens, wurde am 21. August 1821 in Zwischenahn im Oldenburgischen in bescheidenen Verhältnissen geboren. (Sein Geburtshaus ist dort noch heute ausgeschrieben.) Schon der junge Schüßler interessierte sich sehr für die alternative Heilkunde und zeigte auch eine starke Begabung für Sprachen. Zunächst wollte Schüßler homöopathischer Heilpraktiker werden, aber nachdem ihn sein Bruder auf die Schwierigkeiten dieses Berufsstandes hingewiesen hatte, begann er unter unsäglichen Mühen, die sich aus seiner Mittellosigkeit ergaben, sein Studium der Medizin in Berlin, Paris, Gießen und Prag. Erst 1857 promovierte er in Gießen zum Dr. med., musste allerdings, als er sich in Oldenburg, seiner Heimat, niederlassen wollte, noch eine zusätzliche Prüfung vor dem Kollegium ablegen. 1858 eröffnete er endlich eine Praxis als Arzt und Homöopath.

Dr. Schüßler fühlte sich immer zur Forschung hingezogen. 1873 veröffentlichte er mehrere kritische Arbeiten über die Homöopathie. Er warf in einem von ihm verfassten Artikel in der „Homöopathischen Zeitung" die Frage auf, ob „sämtliche überhaupt heilbaren Krankheiten mit denjenigen anorganischen Substanzen zu heilen wären, die die natürlichen Funktionsmittel unseres Organismus bilden".

Dr. Wilhelm Schüßler unternahm Versuche mit der Asche verstorbener Patienten. Dabei stellte er fest, dass alle organischen Anteile des Körpers verbrennen. Die zurückbleibende anorganische Asche setzt sich letztendlich immer nur aus den 12 „Lebenssalzen" zusammen. Im Verlauf seiner Versuche kam er zu der Überzeugung, dass durch das Fehlen eines oder mehrerer dieser anorganischen Nährsalze Hemmungen im Säftefluss zwischen Körpergewebe und -zellen auftreten, wodurch die Lebensvorgänge gestört und Krankheiten hervorgerufen werden. „Durch die Zuführung von Nährsalzen in verriebener Aufbereitung, die den Organellen in einem bestimmten Krankheitsfall nicht zur Verfügung stehen, werden die Störungen der Zelle (die als Störungen der Molekularbewegung aufgefasst werden) beseitigt. Das biochemische Mittel bewirkt dann die Wiederherstellung des zum normalen Funktionsablauf notwendigen Ionengefälles (darunter versteht man unterschiedliche Konzentrationen der Lebenssalze innerhalb und außerhalb der Zellen)."

Der Grundsatz der „biochemischen Heilmethode" lautet:

Ein nach dem Ähnlichkeitsprinzip gewähltes Mittel ist ein homöopathisches. Jedoch ist ein Mittel, welches den Mineralstoffen des Organismus homogen ist und dessen Anwendung sich auf die physiologische Chemie gründet, ein biochemisches.

Das Fehlen von Mineralien hat funktionelle Störungen zur Folge, die durch gezielten Ausgleich der fehlenden Mineralien geheilt werden. Die Kurzform könnte lauten:

Fehlendes wird aufgefüllt

„Gesundheit ist das quantitative Gleichgewicht der einzelnen Mineralsalze, Krankheit entsteht erst durch das Ungleichgewicht dieser Mineralsalze." (Zitat Schüßler)

Die Wirkung der Biomineralsubstanzen erfolgt in allen drei Ebenen unseres Seins: im Seelischen, Geistigen und Körperlichen.

Das Fehlen eines Biominerals verursacht daher nicht nur körperliche Symptome, sondern auch geistige und seelische.

Dr. Schüßler benutzte zur Krankenbehandlung die 12 im Blut befindlichen Nährsalze in festgesetzten Verreibungen. Das Verfahren der Verreibung ist mit einer homöopathischen Aufbereitung vergleichbar. Die Salze wurden von ihm nicht nummeriert. Sie sind dem Alphabet nach sortiert. Da Schüßler selbst zum Ende seines Schaffens nicht mit der Nr. 12 Calcium sulfuricum gearbeitet hat, ist dieses Salz erst später wieder in die Liste als Nr. 12 aufgenommen worden.

Durch verbesserte Laborverfahren und fortschreitende Erkenntnisse in der Medizin haben vor allem Dr. Dieter Schöpfwinkel und seine Schüler die Forschungen nach weiteren biochemischen Funktionsmitteln vorangetrieben. Diese kommen meist nur in sehr geringen Mengen im Körper vor. Wenn sie jedoch fehlen, hat das große Auswirkungen auf das allgemeine Wohlbefinden und die Gesundheit. Die Reihenfolge der Ergänzungsmittel ergab sich aus der Reihenfolge der Erforschung, die erst im 20. Jahrhundert von Anhängern der Schüßlersalze durchgeführt wurde. Die verbesserten Nachweismethoden sowie die Entwicklung der wissenschaftlichen Erkenntnisse der Physiologie machten dies möglich.

Zur Grundversorgung reichen prinzipiell die ersten 12 Mittel aus. Jedoch hat sich gezeigt, dass die Indikationen der Ergänzungsmittel besonders in den letzten 20 Jahren in den Vordergrund traten. Dadurch werden sie in der Schüßlertherapie immer wichtiger.

Unterschied Biochemie und Homöopathie

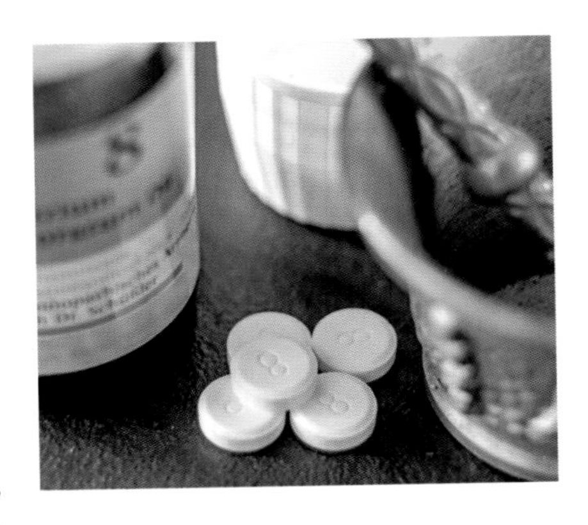

Eine Substanz, die potenziert wurde, ist nicht automatisch ein homöopathisches Mittel. Um ein potenziertes Präparat zu einem Homöopathischen werden zu lassen, muss dieses Mittel energetisiert werden. Das wird im Allgemeinen durch die Verschüttelung oder Verreibung vorgenommen. Die Schüßlersalze sind potenziert, das heißt nach einem fest vorgegebenen Verfahren verdünnt. Die Verdünnung beträgt 1:9, also ein Teil Substanz, neun Teile Milchzucker. Das entspricht einer D1-Potenzierung und bedeutet dezimal 1. Von dieser Mischung wird wieder ein Teil verwendet und mit neun Teilen Milchzucker vermischt. Das ist dann D2. Dieser Vorgang wird für die meisten Mineralstoffe bis zur Stufe D6 wiederholt, wenige Salze werden in D12 empfohlen.

Welches Funktionsmittel als D6 und welches Mittel als D12 empfohlen wird, richtet sich nach dem natürlichen Vorkommen im Blut. Die in D6 verabreichten Mittel kommen auch in dieser Verdünnungsstufe im Körper vor, die anderen 3 Mittel in geringeren Konzentrationen. Die Mittel Nr. 1 Calcium fluoratum, Nr. 3 Ferrum phosphoricum und Nr. 11 Silicea werden als D12 verabreicht, alle anderen Mittel als D6.

Sie werden Begriffe wie Schüßlersalze, Funktionsmittel, Nährsalze, Biominerale, biochemische Salze und dergleichen lesen. Gemeint sind damit immer die von Dr. Schüßler und Dieter Schöpfwinkel benannten lebenswichtigen Zellfunktionsmittel.

Ist der Mineralstoffhaushalt im Ungleichgewicht, führt dies in der Regel zuerst zu psychisch-seelischen Befindlichkeitsstörungen. Erhöht sich der Bedarf, reagiert auch der Körper mit Symptomen.

Wie wirken die Salze?

Die Mittel werden oral eingenommen oder als Salbe aufgetragen. Oral eingenommen lässt man sie im Mund zergehen, da der Mineralstoff nicht durch den Verdauungstrakt geht, sondern durch die Mundschleimhäute direkt in die Blutbahn gelangt. Sollten Sie tatsächlich von einem Salz einmal zu viel nehmen, wird zunächst überall dort der Mineralstoff aufgefüllt, wo etwas fehlt. Sind alle Bereiche versorgt, legt der Körper schnell zugängliche Depots an. Sollte sich wieder ein Ungleichgewicht aufbauen, werden diese Depots als Erstes verwendet. Es wird Ihnen vermutlich nicht auffallen, da das Fehlen von Symptomen nicht registriert wird. Jedoch werden Sie nach einer bestimmten Zeit merken, dass Sie weniger anfällig und leistungsstärker sind.

Damit die Substanzen über die Flüssigkeit, die zwischen den Zellen fließt, transportiert werden können, müssen sie in kleinsten Teilchen angeboten werden. Das wird durch die Potenzierung (im Verhältnis 1:9 durchgeführte schrittweise Verdünnung) erreicht.

Das Spektrum der Anwendung ist groß. Zwischen Schwangerschaftsbegleitung über die begleitende Therapie bei Krebs, von der Geburtshilfe bis zur Sterbebegleitung gibt es kaum einen Bereich, bei denen Schüßlersalze nicht eingesetzt werden könnten.

Die beste Wirkung erzielen sie im Bereich der Prävention.

Weitere ausgewählte Anwendungen sind:

- Stabilisierung von Körper, Geist und Seele in den Jahren des Wandels und bei außergewöhnlichen Belastungen
- Alle Beschwerden, die im Zusammenhang mit Übersäuerung stehen, wie z. B. Heißhungerattacken, vorzeitige Alterung, Gewichtszunahme oder Bindegewebsschwäche
- Ganzheitliche Entschlackung und Entgiftung
- Heilungsstörungen

- Regeneration
- Nervöse Störungen
- Psychischer Ausgleich (Loslassen von schädlichen Glaubenssätzen und Verhaltensmustern)
- Entwicklung der seelischen Qualitäten

Das ist nur eine sehr kleine Auswahl der Anwendungsmöglichkeiten.

Darreichungsformen und Preise

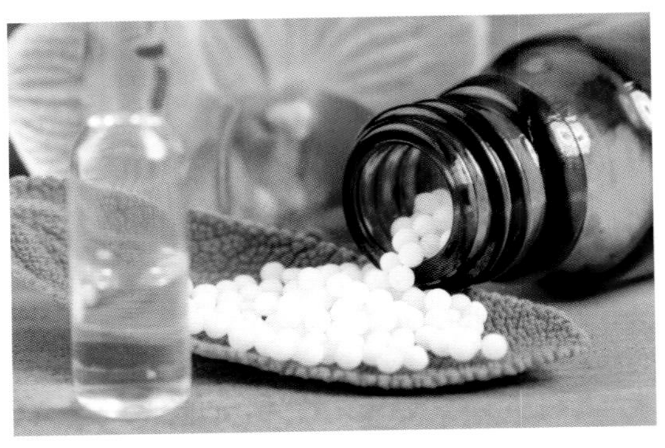

Biochemische Mittel, die nach den Vorgaben von Dr. med. W. H. Schüßler hergestellt werden, sind ausschließlich in der (Versand-) Apotheke erhältlich. Zu erkennen sind sie an den Bezeichnungen „Homöopathisches Arzneimittel" oder auch „biochemisches Funktionsmittel nach Dr. Schüßler" und den Angaben „D6" oder „D12". Es gibt Firmen, die glutenfreie Mittel herstellen, aber auch alkoholische Tropfen oder Globuli anbieten. Auch wenn die Mittel glutenfrei sein können, sind die Tabletten in der Regel auf Lactosebasis. Dieser Trägerstoff hat sich als derjenige erwiesen, der am leichtesten über die Schleimhäute aufgenommen wird. Eine Variante als laktose- und glutenfreie Tablette wird von einer schwedischen Firma angeboten. Informationen dazu können Sie bei mir schriftlich unter office@vistarahaiduk.com erhalten.

Da die Preise je nach Firma bis zu 56 % variieren, lohnt sich ein Preisvergleich.

Praktische Anwendung der biochemischen Mittel

Sie können Schüßlersalze auf unterschiedlichste Weise einnehmen und verwenden. Im Folgenden finden Sie einige Ideen, die Ihnen sowohl die Auswahl der Salze, als auch deren Anwendung erleichtern können.

Dosierung

In der Literatur gibt es sehr unterschiedliche Angaben zum Thema Dosierung. Autoren mit einem homöopathischen Hintergrund neigen dazu, sehr geringe Mengen anzugeben. Autoren, die sich mit dem biochemischen Grundgedanken Schüßlers identifizieren, halten sich sehr strikt an seine Vorgaben. Es gibt jedoch auch Autoren, zu denen ich mich auch selbst zähle, die das Prinzip „Fehlendes wird aufgefüllt" wörtlich nehmen und daher höhere Mengenangaben machen. Das hat folgenden Hintergrund:

Die Menschen und Umstände von heute entsprechen nicht mehr den Umständen des 19. Jahrhunderts. Haben Menschen aus dieser Zeit eher mit den Herausforderungen der körperlichen Überforderung, Unterernährung und Hygiene zu kämpfen gehabt, setzt sich die heutige Generation mit Überernährung, Mangel an Bewegung, Impfblockaden, Desozialisierung und einer starken Verminderung der Nährstoffe, selbst in Biogemüse, auseinander. Allein zwischen 1985 und 2010 hat der Mineralstoffgehalt von Äpfeln oder Möhren bei Bioware um 30 % nachgelassen.

Neben diesen Effekten hat auch die Reizüberflutung durch Informationen und Unterhaltung eine Auswirkung auf die Reaktivität des Organismus.

Daher ergeben sich für die Menschen der heutigen Zeit andere Dosierungen. Es müssen stärkere Impulse gesetzt werden, um das Gleiche zu bewirken wie im 19. Jahrhundert.

Es gibt mehrere Einnahmemöglichkeiten:

- Akute Zustände, darunter fällt z. B. auch große Schwäche, bedeuten einen erheblichen Mineralmangel, der kurzfristig hohe Gaben verlangt: alle 5 Minuten 1 bis 2 Pastillen, bis der Zustand wieder zufriedenstellend ist.

- Chronische Zustände sollten mit 10 bis 12 Pastillen begleitet werden. Die Einnahme sollte in dem Fall über den Tag verteilt sein.
- Vorbeugend reichen üblicherweise 10 Pastillen täglich, wie zum Beispiel zum Grippeschutz.

So sollten Sie dosieren: (Angaben in Pastillen/Tag)

Sie möchten eine Wirkung im Seelischen:	bis 6 Pastillen
Sie möchten eine Wirkung im Psychischen:	bis 9 Pastillen
Sie möchten eine Wirkung im Körperlichen:	ab 10 Pastillen
Bei akuten Zuständen:	alle 5 Minuten 1 Tablette

Bei chronischen Erkrankungen und Langzeitanwendungen nicht über 12 Pastillen dosieren!

Da bei Heißhunger und Auftreten der unter „Besonderheiten" verzeichneten Merkmale der Bedarf im Moment sehr hoch ist, nehmen Sie 15 Pastillen für ca. 2 Wochen oder bis die Symptome nicht mehr auftreten.

Nr. 1 Calcium fluoratum und Nr. 11 Silicea sollten ab dem 60. Lebensjahr kontinuierlich mit je 10 Pastillen täglich angewendet werden.

Sie können die Tagesmenge in 3 Portionen teilen oder alle Pastillen morgens in ein Glas oder Plastikbehälter geben und sie immer mal wieder im Mund zergehen lassen. Nehmen Sie dabei jeweils 7 bis 12 Pastillen aus der Dose. Wenn im Abschnitt „Empfohlene Einnahme" nicht ausdrücklich steht, dass die Salze getrunken werden sollen, sollten Sie sie immer im Mund zergehen lassen. Die Wirkung ist dadurch deutlich besser.

Auswahl des richtigen Salzes

Ein mir bekanntes Phänomen beim Lesen meiner Bücher ist die Aussage: „Ich fühle mich von allem angesprochen, kann ich alle Salze auf einmal nehmen?“ Das ist nicht sehr sinnvoll. Es gibt jedoch eindeutige Hinweise, neben den Zeichen des Gesichts, die anzeigen, welche Mittel aktuell benötigt werden.

Zeichen im Gesicht

Wenn Sie eines oder mehrere der Zeichen im Gesicht erkennen, ist das Mittel eindeutig verstärkt in Ihrem Körper verbraucht worden. Sie sollten direkt mit der Einnahme beginnen.

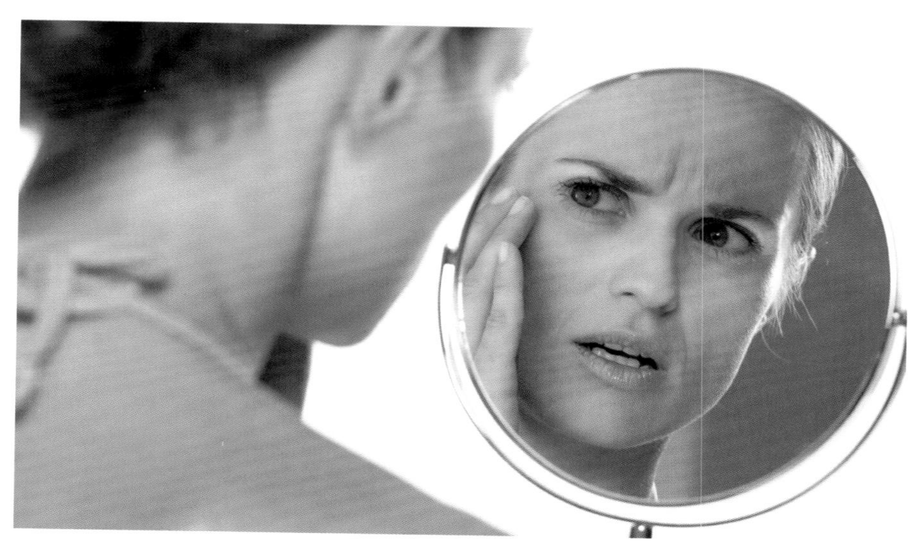

So kann vieles bereits vor dem Ausbrechen einer Erkrankung behandelt und abgewendet werden.

Da die Salze keine Neben- oder Wechselwirkungen mit anderen Mitteln haben und Sie auch nicht zu viel davon nehmen können, sind es die idealen Mittel, um selbst Erfahrungen zu machen. Es kann allerdings zu Erstreaktionen kommen, die anzeigen, dass Sie die richtige Auswahl getroffen haben. Wie man damit umgeht, lesen Sie auf Seite 43 (Erstreaktionen).

Wie finden Sie die richtigen Funktionsmittel für sich?

Es gibt verschiedene Möglichkeiten, um die derzeit wichtigsten Salze ausfindig zu machen:

- Sie erkennen Zeichen im Gesicht, die eine eindeutige Auswahl eines oder mehrerer Mittel zulassen. Finden Sie sich mehr in der Beschreibung der körperlichen Symptome wieder, nehmen Sie 10 bis 12 Pastillen. Sprechen Sie mehr die psychisch-seelischen Merkmale an, nehmen Sie 6 bis 9 Pastillen pro Tag, bis die Zeichen im Gesicht verschwunden sind.
- Wenn Sie bereits Salze zu Hause haben, testen Sie von jedem Salz eine Pastille. Die Mittel, die sich im Mund am schnellsten auflösen, sind die Mittel, die jetzt im stärksten Mangel sind. Diese nehmen Sie dann für 14 Tage, dann testen Sie wieder.
- Ein weiterer Indikator ist, wie süß Sie das Mittel empfinden. Je süßer oder mehliger ein Mittel schmeckt, desto höher ist der Bedarf. Auch in dem Fall nehmen Sie für mindestens 2 Wochen das entsprechende Mittel mit 12 bis 15 Pastillen täglich ein.
- Symptomorientiertes Vorgehen: Sie überlegen sich, welche Symptome in den letzten 2 Wochen immer wieder vorgekommen sind. Dann wählen Sie die dafür infrage kommenden Salze aus dem Buch.
- Wenn Sie bestimmte Dinge bearbeiten möchten, können Sie die angegebenen Kuren ab Seite 117 (bewährte Kombinationen) anwenden. Eine Kur wird immer für 4 bis 6 Wochen durchgeführt.

Heilreaktionen und Nebeneffekte

Grundsätzlich gibt es keine Kontraindikationen oder Nebenwirkungen, die gegen die Einnahme der Mittel sprechen. Natürlich sollte man auf milchzuckerfreie Produkte zurückgreifen, wenn man eine Laktoseintoleranz hat. Jedoch können Sie trotzdem diese wunderbaren Mittel nehmen, um die Funktionen im Körper auszubalancieren.

Das Wirkprinzip der Salze besteht darin, dass ein Ausgleich geschaffen wird, zwischen den Bereichen im Körper in denen zu viel biochemisches Material gelagert ist und denen, wo zu wenig ist.

Es kann sogenannte Erstreaktionen geben

Der häufigste Fehler, den ich in meiner Praxis und bei Seminaren immer wieder erlebe, ist: Die Menschen nehmen zu wenig Schüßlersalze.

Wenn der Körper auf die Salze reagiert (besonders häufig kommen initiale Durchfälle, Blähungen, Ausschläge oder Kopfschmerzen vor), dann nehmen Sie als Erstmaßnahme direkt noch einmal die doppelte Menge des Salzes, welches Sie zuvor eingenommen haben.

Der Körper hat auf ihr Angebot reagiert. Jedoch war das angebotene Material nicht ausreichend, um alle derzeit aktiven und durch die Einnahme neu aktivierten „Baustellen" zu bedienen. Der Körper fängt an, intensiv zu entschlacken und zu entgiften, um dann alles ausheilen zu können, was bisher nur „eingeheilt" war, d. h. es war nur gedeckelt, aber nicht in der Tiefe ausgeheilt. Das Entschlacken und Entgiften kann sich in den oben aufgeführten Symptomen ausdrücken.

Sie kennen diese Erscheinungen vielleicht als „Erstverschlimmerung", ich nenne sie Heilreaktion.

Das Prinzip hier heißt:
Wenn es zu einer Reaktion kommt, war die Auswahl gut, jedoch nicht die ausreichende Menge.

Verdoppeln Sie die Menge für 1 bis 2 Tage und trinken Sie mindestens 2,5 Liter Wasser pro Tag, um den Körper bei seinem Reinigungsbemühen zu unterstützen, dann sind die Reaktionen im Allgemeinen abgeklungen.

Einnahme und Anwendungen

Es gibt viele Möglichkeiten Schüßlersalze einzunehmen und anzuwenden. Ich stelle Ihnen hier einige vor.

Die „Schrotschuss"-Methode

Alle Salze, die Sie für sich ausgewählt haben, werden morgens in eine Dose gegeben – abends muss die Dose leer sein. Vor dem Abendessen prüfen Sie, ob noch Pastillen übrig sind. Diese sollten dann noch vor dem Essen eingenommen werden.

Sie können jeweils 10 bis 15 Pastillen auf einmal im Mund zergehen lassen. Erst nach 5 Minuten sollten Sie dann etwas trinken.

Da alle Mineralstoffe ohnehin im Körper gemeinsam vorkommen, gibt es keinen Grund, warum nicht alle Salze auch zusammen eingenommen werden können. Das Wichtigste ist: Sie haben Ihrem System die Salze zugeführt. Den Rest erledigt die Intelligenz Ihres Körpers.

Heißer Cocktail

Grundsätzlich sollten die Pastillen im Mund zergehen – mit dieser Methode haben sie ihre größte Wirkung. Es gibt jedoch einige andere Anwendungen wie z. B. die „Heiße 7".

Die Pastillen werden mit einer halben Tasse kochendem Wasser übergossen und so heiß wie möglich getrunken.

Die am häufigsten als Cocktail verwendeten Schüßlersalze sind *Nr. 2 – Calcium phosphoricum* und *Nr. 7 – Magnesium phosphoricum* gegen Ein- und Durchschlafstörungen. Bei heftigen Schmerzen lassen sich zur Beruhigung und gegen die Schmerzen *Nr. 19 – Cuprum arsenicosum* und *Nr. 21 – Zincum chloratum* kombinieren.

Salben und Cremes

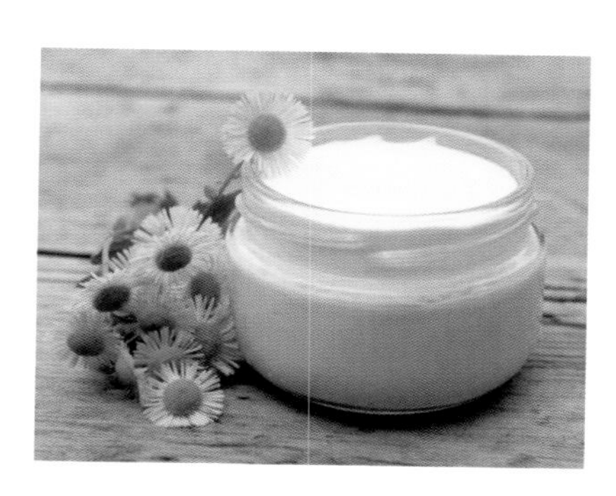

Die Haut dient als Speicherorgan für lebenswichtige Mineralsalze und Fette und kann diese bei Bedarf wieder freisetzen und zu den Organen zurückführen.

Da auffallende Hauterscheinungen immer eine Fehlfunktion im Inneren anzeigen, sollte zusätzlich zur Salbe bzw. Creme auch stets das entsprechende biochemische Mittel in Pastillenform eingenommen werden. Die Salben sind fettiger als die Cremes. Für die Wirkung ist es gleichgültig, was Sie auswählen. Für die Salben/Cremes gelten jeweils die für die Schüßlersalze genannten Charakteristika.

Zu den ersten 12 Schüßlersalzen gibt es auch biochemische Salben im Handel. Achten Sie beim Kauf darauf, dass keine Paraffinöle verwendet wurden. Die Salben wirken mit ihren Inhaltstoffen in allen Hautschichten, da der Wirkstoff auch hier zum Ort der geringsten Konzentration gezogen wird.

Natürlich können Sie sich mit Ihrer Hautlotion auch eigene Schüßlersalben – besonders auch von den Ergänzungssalzen – herstellen.

1. Besorgen Sie sich aus der Apotheke eine leere Cremedose mit 10 ml Fassungsvermögen.
2. Füllen Sie die Dose etwa halb voll mit Lotion oder Creme.
3. Wählen Sie 3 bis 4 Pastillen Ihres Mittels.
4. Feuchten Sie jede Pastille mit 1 Tropfen Wasser an und geben Sie sie in die Dose.
5. Rühren Sie nun die Pastillen und die Lotion/Creme mit einem Zahnstocher oder Stiel eines kleinen Löffels durch.

Fertig ist Ihre Creme.

Bäder

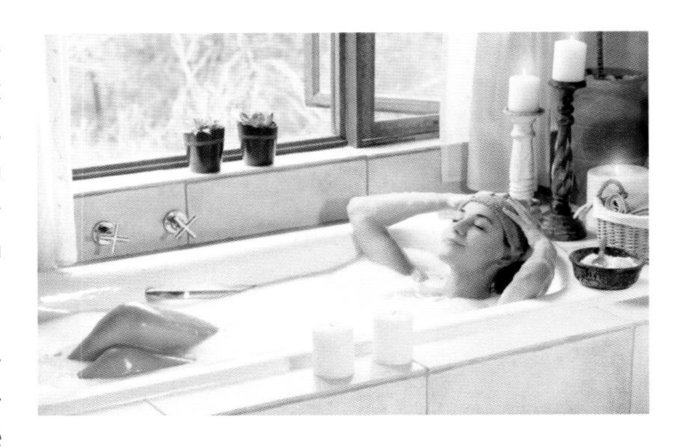

Die Anwendung von Schüßlersalzen in der Wanne nutzt die Wirkung durch die Haut. Durch die Wärme öffnen sich die Poren, dadurch können die Mineralien in den Körper gelangen.

Sie können die aus der Tabelle „Bewährte Kombinationen“ angegebenen Salze mit je 25 Pastillen in die 37,5 bis 39 Grad heiße Wanne geben und sich 30 bis 45 Minuten hineinlegen. Die bei Hexenschuss (S. 137) und Muskelkater (S. 141) angegebenen Mittel wirken auf diese Weise sehr gut und haben schon vielen geholfen.

Wickel

Um einen Wickel zu fertigen, benötigen Sie:

- ein Küchenhandtuch
- eine kleine Mullauflage (es geht auch ein Waschlappen, wenn es sich nicht um eine offene Wunde handelt)
- ca. 40 cm Klarsichtfolie
- das oder die entsprechenden Schüßlersalze

So wird es gemacht:

1. Nehmen Sie die Mullauflage und legen Sie ca. 10 bis 15 Pastillen der Mittel darauf, die Sie in den Wickel einarbeiten möchten.

2. Feuchten Sie die Pastillen mit 5 Tropfen Wasser an, sodass sie zu einer Paste werden. Sollte Ihnen das zu trocken erscheinen, geben Sie noch 1 oder 2 Tropfen dazu.

3. Legen Sie den Mull mit der Paste auf die betroffene Körperstelle.
4. Umwickeln Sie alles mit dem Küchentuch, das als Schal gefaltet ist.
5. Nun umwickeln Sie alles mit der Folie und lassen es mindestens 30 Minuten einwirken.

Die Wärme, die sich durch die Folie entwickelt, öffnet die Poren. Ähnlich wie beim Wannenbad werden die Mineralstoffe durch die Haut aufgenommen.

Milchzuckerunverträglichkeit

Das Beste ist es, sich bei Milchzuckerunverträglichkeit eine milchzuckerfreie Variante der Schüßlersalze zu suchen. Verschiedene Firmen im In- und Ausland bieten hierzu etwas an.

In Ausnahmefällen kann jedoch auch die Tagesmenge an Mineralien in einen Tee- oder Kaffeepapierfilter gegeben werden: Gießen Sie vorsichtig etwa 100 ml Wasser in ein Glas, in dem der Filter hängt. Nach einer Minute sollten sich die Mineralstoffe im Glas gelöst haben. Dann heben Sie vorsichtig den Filter aus dem Glas. Die Biominerale sind im Wasser, der Milchzucker ist im Filter.

Wenn Sie die Salze unbedingt trinken wollen (was für mich nur dann eine Lösung ist, wenn keine andere Möglichkeit besteht), müssen Sie jeden Schluck wie einen guten Wein erst eine Weile im Mund kreisen lassen. Die Minerale brauchen etwas Zeit, um durch die Mundschleimhaut wirken zu können. Wenn sie gleich geschluckt werden, ist dieser Effekt nicht gegeben. Eine gestörte Flora im Magen kann die Wirkung dann verhindern.

Einschleichen

Bei sehr empfindlichen Menschen und bestimmten Erkrankungen wie Fibromyalgie, Arthritis oder Rheuma kann es erforderlich sein, die Salze langsam einzuschleichen. Von *einem* Biomineral nimmt man 3 Tage lang 1 bis 3

Tabletten und steigert, wenn es zu keinen wesentlichen Verschlimmerungen kommt, alle 3 Tage um jeweils 3 Pastillen, bis die Höchstmenge erreicht ist. Dann beginnt man zusätzlich zum ersten Mittel genauso mit dem nächsten Salz. Beginnen Sie mit dem Mittel, das sich bei einer Probe am schnellsten auflöst.

Aufbewahrung

Wenn die Schüßlersalze in trockener, kühler, lichtgeschützter, geruchsfreier Umgebung aufbewahrt werden, ist ihre Haltbarkeit nahezu unbegrenzt, auch wenn die Etiketten auf den Dosen etwas Anderes sagen. Diese Mittel verfallen nicht. Manchmal nehmen die Pastillen von Plastikdosen den Geschmack an. Sie schmecken dann seifig. Das können Sie vermeiden, indem Sie sie in (am besten braune) Glasbehälter umfüllen oder einfach den Deckel der Dose für einen Tag abnehmen. Dadurch entweicht der Plastikgeschmack.

3.

Die 12 Hauptmittel der Schüßlertherapie

Tabellarische Übersicht

Hier erhalten Sie einen kleinen Überblick über die wichtigsten Anwendungen der Schüßlersalze. Die Mittel 1 bis 12 haben sehr spezifische Merkmale, an denen man den hohen Bedarf des Salzes ermitteln kann. Sie finden diese Merkmale unter „Heißhunger/Besonderheiten".

Salz	Wirkung Körper	Wirkung Psyche/Seele Besonderheiten
Nr. 1 Calcium fluoratum D12	Knochen, Zähne, Binde- und Stützgewebe, Festigkeit	Starre, Sturheit, Anpassungsschwierigkeiten an neue Gegebenheiten, Vergesslichkeit **Besonderheit:** Hornhautbildung
Nr. 2 Calcium phosphoricum D6	Aufbau- und Kräftigungsmittel, Rekonvaleszenz, eiweißbildend, Frauen- und Nervenmittel, starke Schweißbildung, Wetterempfindlichkeit, unruhige Beine	Introvertiert, abgekapselt, leicht erschöpft, schnelle Erschöpfung, unzufrieden, Mangelndes Vertrauen in die geistige Führung **Besonderheit:** Schlaflos zwischen 23 Uhr und 1 Uhr **Heißhunger:** Essighaltige Speisen
Nr. 3 Ferrum phosphoricum D12	Erste-Hilfe-Mittel bei Blutungen und Entzündungen, Fieber, Eisenmangel, Hitzewallungen, Erschöpfung	Wenig Widerstandskraft, antriebslos, konzentrationsschwach, **Heißhunger:** Kaffee

Nr. 4 **Kalium chloratum** **D6**	Aufbau der Schleimhäute, Entgiftungs- und Drüsensalz, 2. Entzündungsphase, Blutfluss regulieren	Projektion von Schuld, Neigung zu Hypochondrie, starke Sensibilität **Besonderheit:** Zwischen 3 Uhr und 5 Uhr aufwachen **Heißhunger:** Milch und Saures
Nr. 5 **Kalium phosphoricum** **D6**	Erschöpfungs- und Überforderungsmittel Nerven-, Hirn- und Herzmittel, nervöse Störungen, Parodontose Polyneuropathie, starke Lähmungserscheinungen	Ängstlichkeit, Depression, Reizbarkeit, Weinerlichkeit mit Wunsch nach Trost, lässt andere ihr/sein Leid spüren **Besonderheit:** Müdigkeit zwischen 13 Uhr und 15 Uhr **Heißhunger:** Nüsse
Nr. 6 **Kalium sulfuricum** **D6**	Leberkräftigung, 3. Entzündungsphase, Muskel- und Schleimhautmittel	Nicht gelebte Trauer, mangelndes Selbstvertrauen und Ehrgeiz, Abneigung gegen Gesellschaft, Fallträume **Besonderheit:** Aufwachen zwischen 1 und 3 Uhr **Heißhunger:** Frische Luft
Nr. 7 **Magnesium phosphoricum** **D6**	Akutmittel bei Muskelkrampf und Migräne, Allergie, Knochen, Drüsenmittel, Säure-Basen-Haushalt, schlaffördernd, Glaukom, Blutdruck und Cholesterin senkend	Nervös, angespannt, unter Druck stehen, Unfähigkeit klar zu denken, Eigensinn, Neurosen, Panikattacken, Stimmungsschwankungen **Heißhunger:** Schokolade

Nr. 8 **Natrium chloratum** **D6**	Wasserhaushalt, Durstgefühl, entgiftend, blutbildend, Muskel, Bänder, Schwermetallausleitung, Neigung zu Herpes, trockene Schleimhäute, rheumatische Störungen	Grübeleien hindern am Einschlafen, Selbstmitleid, weinerlich ohne Wunsch nach Trost, macht vieles mit sich aus, Zerstreutheit, Albträume, Balance zwischen Geben und Nehmen, sich überflüssig fühlen **Besonderheit:** Aufwachen zwischen 5 Uhr und 7 Uhr **Heißhunger:** Salziges und Geräuchertes
Nr. 9 **Natrium phosphoricum**	Säureneutralisierung, Stärkung der Nieren, saure Schweißabsonderungen, Hitzewallungen, fettige Haut und Haare, offene Beine, schlecht heilende Wunden, rheumatische Störungen	Minderwertigkeitsgefühl, Maßlosigkeit, aggressiv, „sauer sein", Kommunikationsschwäche **Heißhunger:** Süßes und mehlhaltige Speisen
Nr. 10 **Natrium sulfuricum** **D6**	Zellentgiftung, Stoffwechselaktivierung, Grippeschutzmittel, gegen Durchfälle, Überwässerung, Leber, Galle und Bauchspeicheldrüsenmittel	Perfektionismus, übertriebener Ehrgeiz, mangelnde Lebensfreude, Altes nicht loslassen, wenig offen für Neues, „das Gras wachsen hören" **Besonderheit:** Müde zwischen 9 Uhr und 11 Uhr **Heißhunger:** Bitteres

Nr. 11 **Silicea** **D12**	Lymph-, Nerven- und Bindegewebsmittel, stumpfe, brüchige Haare und Nägel, Tinnitus, kalte feuchte Hände und Füße, juckende Fußsohlen, Lichtempfindlichkeit	Ängstlich, schreckhaft, unruhig, kreisende Gedanken, zerstreut, Wortfindungsstörungen, reizbare Schwäche, unklare Grenzen, Dinge in den falschen Hals bekommen **Besonderheit:** Bewegungsdrang
Nr. 12 **Calcium sulfuricum** **D6**	Entgiftungsmittel bei Süchten, chronischen Erkrankungen, Rheuma, Eiterungen, Furunkel, Parodontose, brennende Fußsohlen	Entscheidungsbringer, Abgrenzung, Enttäuschung, Erwecken der Kreativität **Heißhunger:** Anregende Getränke und Speisen (Bier, Cocktails)

Die 12 Hauptmittel der Schüßlertherapie

Viele Zipperlein und Symptome lassen sich mit den Schüßlersalzen behandeln. Es ist jedoch kein Allheilmittel. **Sollten Ihre Symptome akut sein, sich während 2 Tagen deutlich verschlechtern und unter der Behandlung mit Schüßlersalzen nicht deutlich verbessern, suchen Sie bitte ihren Arzt oder Heilpraktiker auf.** Ebenso, wenn die Symptome gleichbleibend über einen Zeitraum von 7 Tagen anhalten.

Im Folgenden sind zu jedem Salz die Zeichen des Gesichts beschrieben, die Sie bei einem Blick in den Spiegel erkennen können. Daran schließt sich die Beschreibung der Wirkung auf der körperlichen und psychisch-seelischen Ebene an. Da die meisten Salze unverkennbare Besonderheiten aufweisen, ist diesen ein separater Abschnitt gewidmet. Damit Sie direkt mit der Einnahme beginnen können, finden Sie am Ende einer Beschreibung die entsprechenden Einnahmevorschläge.

Nr. 1 Calcium fluoratum

Durch Nr. 1 Calcium fluoratum wird insbesondere die Elastizität und Festigkeit der Oberhaut reguliert. Da Nr. 1 Calcium fluoratum die Fähigkeit hat, erschlafftes Gewebe wieder elastisch zu machen, ist es ein wichtiges Salz bei Altersweitsichtigkeit sowie bei Herz- und Gefäßerkrankungen.

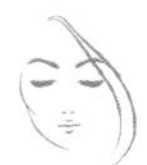

Was das Gesicht zeigt

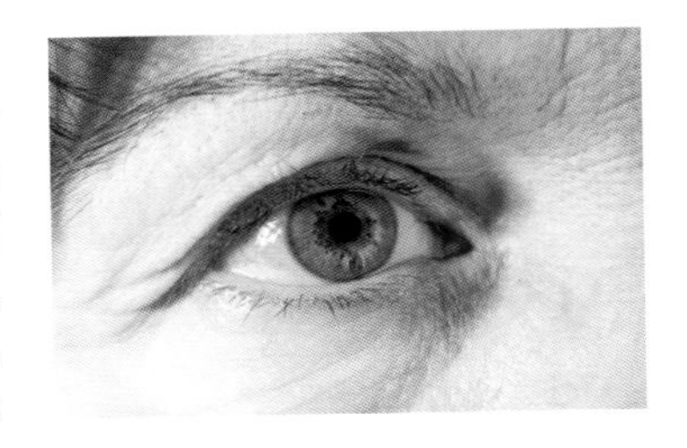

Wenn Sie bei einem Blick in den Spiegel unterhalb des inneren Augenwinkels feine Falten, die in Längs-Querrichtung bis zum mittleren unteren Augenlid verlaufen und kleine Vierecke (Würfelfalten) zeichnen, entdecken, sollten Sie das Mittel einnehmen. Dieser Bereich kann zusätzlich rosé-bläulich unterlegt sein.

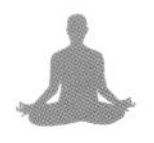

Körperliche Wirkung

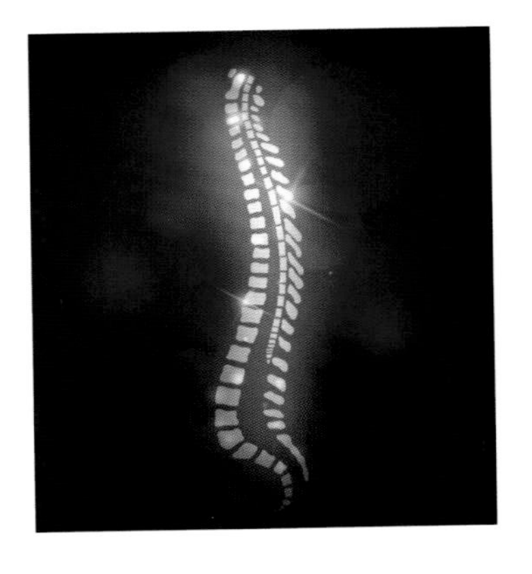

Es wird zur Vorbeugung von Arterienverkalkung, bei Erschlaffung der Haut und Bänder der Gelenke sowie der inneren Organverbindungen (Blase, Gebärmutter, Nieren) eingesetzt.

Bei beginnendem Hallux valgus kann die Salbe Nr. 1 in Verbindung mit einer Zehenschiene die Position der Zehe wieder korrigieren. Fersensporn und Überbeine lassen sich ebenfalls mit diesem Salz bei innerlicher und äußerlicher Anwendung behandeln.

Auch bei Schwierigkeiten mit den Gelenken und Bandscheiben hat sich dieses Funktionsmittel bewährt. Sie sollten allerdings nicht bis zur Ausprägung der Störung warten, sondern das Mittel bereits bei den ersten Anzeichen einnehmen. Da Nr. 1 Calcium fluoratum ein „Langzeitsalz“ ist, muss die Einnahme über einen langen Zeitraum, mindestens jedoch 12 Monate durchgeführt werden.

Nr. 1 Calcium fluoratum gehört auch zu den Beautymitteln, da es die Elastizität der Haare und Nägel wiederherstellt. Besonders beim Einreißen der Nägel an den Längsrillen sollte zusätzlich zu den Pastillen auch die Salbe eingesetzt werden.

Ein weiterer Einsatzort für Nr. 1 Calcium fluoratum ist die Haut. Schrunden, Schwielen, Risse, Hühneraugen und Fissuren verschwinden relativ schnell, wenn Sie das Mittel innerlich und äußerlich einsetzen.

Sehr hilfreich ist die Salbe bei Hämorrhoiden und Analfissuren.

An Zähnen und Zahnfleisch beugt das Mittel Parodontose und der damit verbundenen Zahnempfindlichkeit vor. Legen Sie hierfür immer wieder eine Pastille direkt auf die empfindlichen Stellen.

Auch bei Tinnitus hat Nr. 1 Calcium fluoratum Wirkung gezeigt. Hierbei wird die Creme am Ohransatz eingerieben und das Ohr an der Ohrmuschel in alle Richtungen gezogen. Sie sollten den Zug auch im Mittelohr spüren. Vergessen Sie nicht, auch den Nacken einzureiben, denn oft kommen die Ohrgeräusche auch durch eine verspannte Nackenmuskulatur.

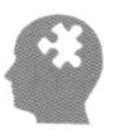

Psychisch-seelische Wirkung

Das Thema Beweglichkeit findet sich auch auf der psychisch-seelischen Ebene wieder. Menschen mit einem ausgeprägten Mangel an Nr. 1 Calcium fluoratum zeigen Anpassungsschwierigkeiten. Sie haben Schwierigkeiten, ihre Verantwortlichkeit für bestimmte Schritte zu erkennen und anzunehmen, damit sich Dinge im Leben ändern können. Die Vergangenheit als Lernerfahrung anzunehmen und die Gegenwart so auszurichten, dass die Zukunft ein anderes Ergebnis bringt, wäre die richtige Vorgehensweise.

„Das wurde schon immer so gemacht, warum etwas verändern?“ – diese Einstellung verlangt nach Nr. 1 Calcium fluoratum.

Wer mit älteren Menschen zu tun hat, weiß, dass diese zuweilen sehr stur sein können. Starre, Eigensinn oder Hartherzigkeit sind deutliche Anzeichen für den Bedarf an diesem Biomineral. Meist gehen die Merkmale auch mit Vergesslichkeit einher. Unbegründete Existenzängste sind ein Hinweis auf den Bedarf an Nr. 1 Calcium fluoratum.

Besonderheiten und Wissenswertes

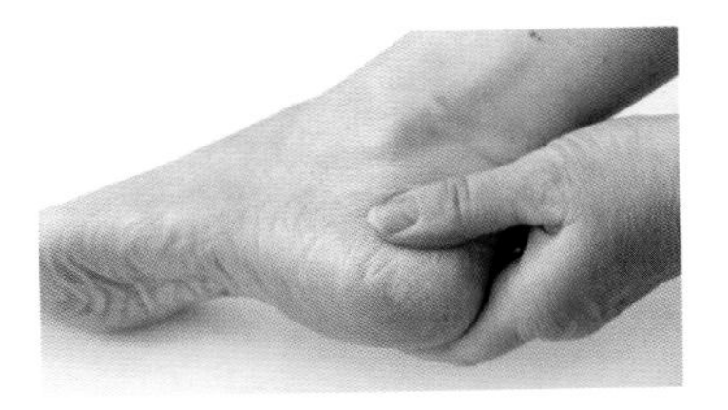

Dieses Funktionssalz sollte ab dem 60. Lebensjahr kontinuierlich mit 10 Pastillen täglich eingenommen werden. Der hohe Bedarf an Nr. 1 Calcium fluoratum zeigt sich durch starke Hornhautbildung an den Füßen und Händen sowie an rauer Haut im Gesicht. Die Zunge zeigt tiefe kreuz und quer verlaufende Furchen und macht einen zerklüfteten Eindruck.

Industriell verarbeitetes Essen, Elektrosmog (WLAN-Belastungen, Arbeit am PC oder Smartphone) und der Missbrauch von Schokolade oder Alkohol verstärken den Bedarf an Nr. 1 Calcium fluoratum.

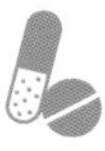

Empfohlene Einnahme

Nr. 1 Calcium fluoratum wird mit 10 bis 12 Pastillen täglich oral über einen Zeitraum von einem Jahr und länger eingenommen, da die Depots sich nur langsam füllen und der Bedarf bei der heutigen Lebensweise hoch ist. Bei verhärteten Muskeln und Sehnenansätzen, Hämorrhoiden und Hornhautbildung kann zusätzlich die Salbe an den entsprechenden Stellen verwendet werden.

Nr. 2 Calcium phosphoricum

Nr. 2 Calcium phosphoricum ist ein Regenerationssalz. Es hilft dem Körper, Knochen-, Blut- und Muskelzellen zu bilden. Es ist an der Zellerneuerung beteiligt und sorgt für eine beschleunigte Zellteilung nach Erkrankungen. Der erhöhte Bedarf dieses Salzes zeigt sich bei schwerer nervlicher Belastung und in Krisenzeiten.

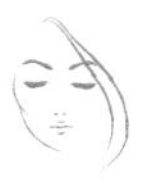

Was das Gesicht zeigt

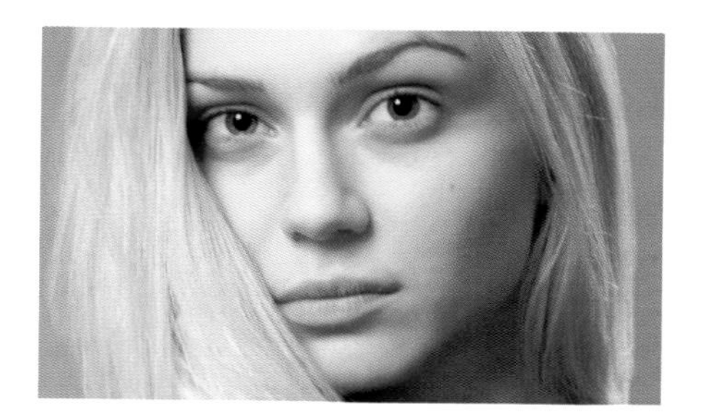

Das Gesicht zeigt eine wächserne Blässe, ähnlich einer Wachsfigur. Besonders ausgeprägt kann diese im Bereich der Nasenwurzel, den Augenbrauen, am Kehlkopf und vor den Ohren sein. Die Zunge ist auffallend hellrosa und erinnert an Hähnchenfleisch.

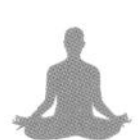

Körperliche Wirkung

Anwendungen bei Blutarmut, Knochenerkrankungen und Osteoporose sind die klassischen Bereiche dieses Mittels.

Nr. 2 Calcium phosphoricum wirkt auf die nicht bewusst steuerbare Muskulatur. Es reguliert den Herzschlag, wirkt kräftigend und beruhigt einen hohen Puls.

Positive und entspannende Wirkung zeigt es bei Muskelverspannungen, die länger anhalten, wie z. B. Ischialgie, Hexenschuss, Nackenverspannungen. Bei akuten, einschießenden Schmerzen wäre Nr. 7 Magnesium phosphoricum das geeignetere Mineral.

Viele Menschen werden von Kribbeln und Taubheit in den Extremitäten geplagt. Auch hier ist Nr. 2 Calcium phosphoricum ein bewährtes Mittel.

Hautveränderungen, die mit einer weißen Kruste versehen sind, wie z. B. Psoriasis, lassen sich durch die innerliche und äußerliche Anwendung des Funktionsmittels behandeln.

Auch die Haut wird von diesem Salz positiv beeinflusst.

Dieses Mineral wird zur Behandlung von Blut- und Knochenerkrankungen über einen Zeitraum von 6 Monaten und länger eingenommen. Bei Verspannungen und nervlicher Belastung wirkt dieses Salz auch sehr schnell.

Psychisch-seelische Wirkung

Der Mangel dieses Salzes führt zu Aggressivität, gepaart mit Kontaktarmut und Verzagtheit. Der Betroffene neigt dazu, den eingeschlagenen Weg immer wieder anzuzweifeln.

Nr. 2 Calcium phosphoricum bildet die Brücke zwischen Geist und Körper. Es hilft dabei, den Körper als Tempel der Seele anzuerkennen und ihn auch als einen solchen zu behandeln.

Wer sich auf Nr. 2 Calcium phosphoricum einlässt, wird merken, dass es leichter fällt, sich der göttlichen Führung zu überlassen.

Besonderheiten und Wissenswertes

Wenn Nr. 2 Calcium phosphoricum im Körper fehlt, kommt es zu flockigen Schleimabsonderungen der oberen Atemwege. Ist der Bedarf sehr ausgeprägt, zeigen sich auf den Fingernägeln weiße Flecken, die aus dem Nagelbett herauswachsen. Ausscheidungen trocknen krustig ab.

Es entsteht ein Heißhunger auf essighaltige Speisen (Gewürzgurken, eingelegtes Gemüse, Kapern etc.) und Pikantes (scharfen Speisen).

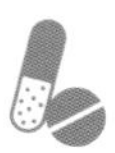

Empfohlene Einnahme

Wenn Sie zu den angegebenen Heißhungerattacken neigen, sollten Sie stattdessen 15 Pastillen Nr. 2 Calcium phosphoricum einnehmen. Zur dauerhaften Anwendung werden bei körperlichen Symptomen 10 bis 12 Pastillen eingenommen. Zur Behandlung der psychisch-seelischen Aspekte sind nicht mehr als 8 Pastillen einzusetzen. Wenn Sie Ein- und Durchschlafstörungen haben oder morgens Anlaufschwierigkeiten, geben Sie je 15 Pastillen von Nr. 2 Calcium phosphoricum und Nr. 7 Magnesium phosphoricum in eine Tasse und etwa 100 ml frisch aufgekochtes Wasser dazu. Trinken Sie den Cocktail so heiß wie möglich. Sie werden schon bald feststellen, dass sich Ihr Nervenkostüm entspannt und sie ausgeglichener sind.

Nr. 3 Ferrum phosphoricum

Nr. 3 Ferrum phosphoricum ist eines der wichtigsten Akutmittel der Schüßlersalze. Wenn es brennt, blutet oder pocht, ist dies ein Zeichen für die erste Entzündungsphase, in der dieses Mittel eingesetzt wird.

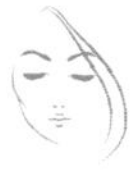

Was das Gesicht zeigt

Im Gesicht können Sie 2 Varianten sehen, wenn Nr. 3 Ferrum phosphoricum im Körper fehlt. Im akuten Stadium kommt es zu „Fieberbäckchen“: hellrote, fast kreisrunde Färbungen auf den Wangen, im Allgemeinen mit glasigen Augen. Die Zunge ist dunkelrot wie Rindfleisch.

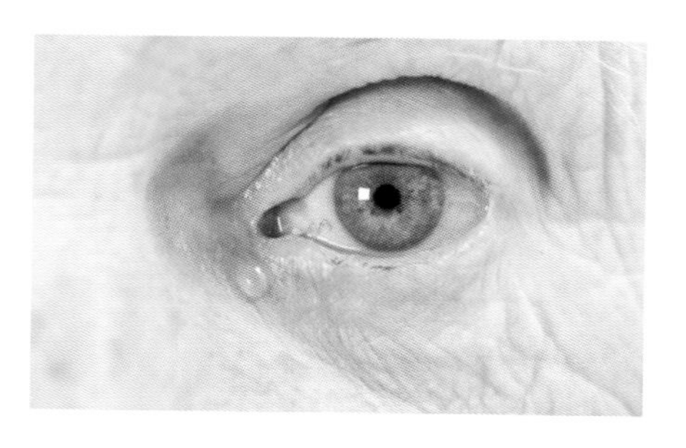

Besteht eine latente Entzündungsneigung, ist der Bereich der seitlich dem Augeninnenwinkel zugewandten Nasenwurzel deutlich bläulich bis hin zu schwärzlich verfärbt. Besonders ein oder zwei Tage vor einer Erkrankung, wenn der Körper sich bereits damit auseinandersetzt, ist dieses Zeichen sehr gut zu erkennen. Schon in diesem Stadium sollten Sie beginnen, alle 5 Minuten eine Pastille Nr. 3 Ferrum phosphoricum einzunehmen. Selbst wenn die Erkrankung dann noch ausbricht, wird sie weit weniger heftig sein.

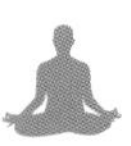

Körperliche Wirkung

Ferner kommt es bei akuten Entzündungen, bei Fieber bis 38,5 Grad sowie bei Schmerzen und Blutungen zum Einsatz. Eisen wird von jeder Körperzelle benötigt. Besonders die roten Blutkörperchen enthalten davon im roten Blutfarbstoff (Hämoglobin) vergleichsweise hohe Mengen. Kommt es zu Entzündungen (alle Erkrankungen die auf Latein mit „-itis" enden) und anderen akuten Zuständen, ist der Sauerstoffgehalt im Körper vermindert. Das eisenhaltige Hämoglobin bindet den durch die Atmung zugeführten Sauerstoff und transportiert ihn durch den Körper. Zur Auseinandersetzung mit den Erregern und zur Heilung benötigt der Organismus unbedingt Sauerstoff. Wird es während Perioden mit Fieber eingenommen, unterstützt es nicht nur die Genesung, sondern sorgt auch dafür, dass die Erholungsphase nach der Erkrankung deutlich kürzer ist.

Nr. 3 Ferrum phosphoricum ist auch das richtige Salz bei Sonnenbrand, -allergie oder -unverträglichkeit sowie bei Herpesbläschen und eingerissenen Mundwinkeln. Hierbei sollte auch die Salbe eingesetzt werden.

Bei längerer Bettlägerigkeit oder Immobilität verhindert es den schnellen Abbau der Muskulatur.

Nr. 3 Ferrum phosphoricum reguliert auch die Hitze im Körper, weswegen es bei Hitzewallungen (zusammen mit Nr. 7 Magnesium phosphoricum) eingenommen werden sollte.

Psychisch-seelische Wirkung

Dieses Mittel unterstützt die Durchsetzungskraft und Standhaftigkeit. Sollte eine Neigung zu Konzentrationsstörungen bestehen, kann das ein Zeichen sein, dass kurzfristig Nr. 3 Ferrum phosphoricum zugeführt werden muss.

Wenn eine Empfindlichkeit gegen äußere Einflüsse besteht, ist Nr. 3 Ferrum phosphoricum eine gute Wahl. Wer zu nervösen Schlafstörungen neigt, kann durch dieses Mittel Hilfe finden.

Besonderheiten und Wissenswertes

Der Bedarf an Nr. 3 Ferrum phosphoricum erhöht sich drastisch bei intensivem Genuss von Rotwein, Kakaoprodukten, Kaffee und Zucker. Der Heißhunger auf Kaffee ist ein sicheres Zeichen für den akuten Bedarf.

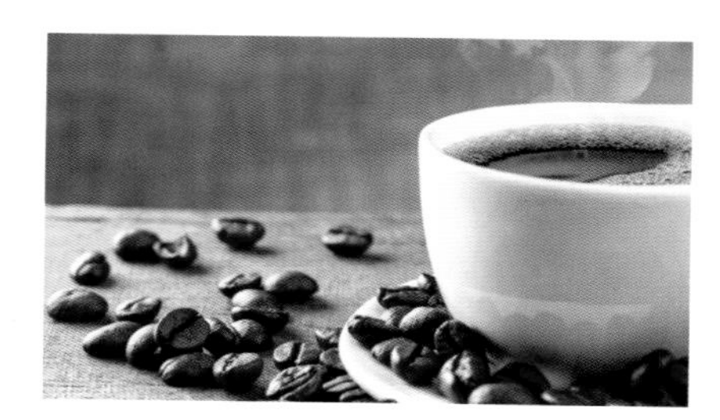

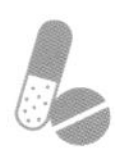

Empfohlene Einnahme

Bei allen akuten Anwendungen (Fieber bis 38,5 Grad, Blutungen, Schmerz) nehmen Sie alle 5 Minuten eine Pastille und lassen sie im Mund zergehen. Sollten Sie nach dem Sport schnell zu Muskelkater neigen oder sich sehr erschöpft fühlen, nehmen Sie vor dem Sport 15 Pastillen Nr. 3 Ferrum phosphoricum zu sich. Sie werden überrascht sein, wie leistungsfähig Sie sind.

Die Salbe kann auf frische Wunden, Sonnenbrand und Herpesbläschen aufgetragen werden.

Nr. 4 Kalium chloratum

Nr. 4 Kalium chloratum ist das Mittel der 2. Entzündungsphase. Diese beginnt, wenn es zu wässrigen klaren Ausscheidungen kommt. Es sorgt für die Reinigung des Schleims, der Schleimhäute und der Drüsen durch Neutralisation von Giften. Zusammen mit Nr. 11 Silicea entgiftet es die Lymphe.

Da auch Nr. 4 Kalium chloratum bei allen Entzündungsprozessen angewendet wird, wird es häufig zusammen mit Nr. 3 Ferrum phosphoricum eingesetzt. Besonders bei Entzündungen der Schleimhäute entfaltet es seine volle Wirkung.

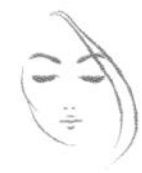

Was das Gesicht zeigt

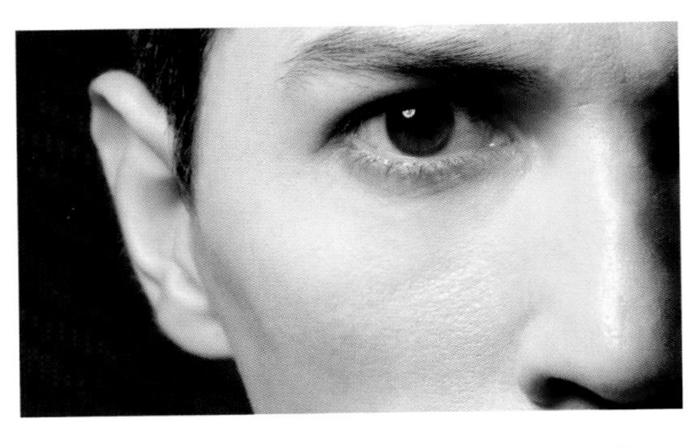

Das Nr.-4-Kalium-chloratum-Gesicht zeigt im Dreieck zwischen Nase und Mund eine deutlich milchige weiß-bläuliche Färbung. Ist der Mangel sehr ausgeprägt, ist dieses kalte Weiß auch um die Augen zu sehen, so als ob der Betroffene eine Sonnenbrille bei starker Sonneneinstrahlung getragen hätte. Wie bei allen Kaliummitteln sieht man diese Zeichen am besten, wenn man einige Schritte vom Spiegel wegtritt.

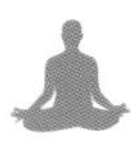

Körperliche Wirkung

Bei Erkrankungen wie Divertikulitis, Morbus Crohn, Colitis Ulcerosa, Blasenstörungen, Gelenkerkrankungen, allen Allergien, Augenerkrankungen und jeder Störung der oberen Atemwege darf dieses Funktionsmittel in der Mischung nicht fehlen, da hier auch immer Schleimhäute mit betroffen sind.

Psychisch-seelische Wirkung

Die psychische Reaktion auf den Bedarf an Nr. 4 Kalium chloratum zeigt sich durch Trägheit, Gleichgültigkeit oder Hysterie. Dies sind Schutzfunktionen, da Menschen mit einem Mangel dieses Biominerals besonders empfindlich sind.

Wenn man Menschen mit diesem Mangel zuhört, fällt auf, dass in ihren Erzählungen an ihrem Leid immer die Anderen schuld sind. Sie können anderen Menschen immer gute Ratschläge erteilen, jedoch scheinen diese für sie selbst keine Relevanz zu haben. Unter Druck versuchen sie zunächst, alles zu kontrollieren. Gelingt das nicht, wird gern alles (auf einmal) losgelassen (als körperliches Zeichen entsteht Durchfall).

Besonderheiten und Wissenswertes

Die Ausscheidungen, die den Bedarf an Nr. 4 Kalium chloratum anzeigen, sind weißlich und fadenziehend.

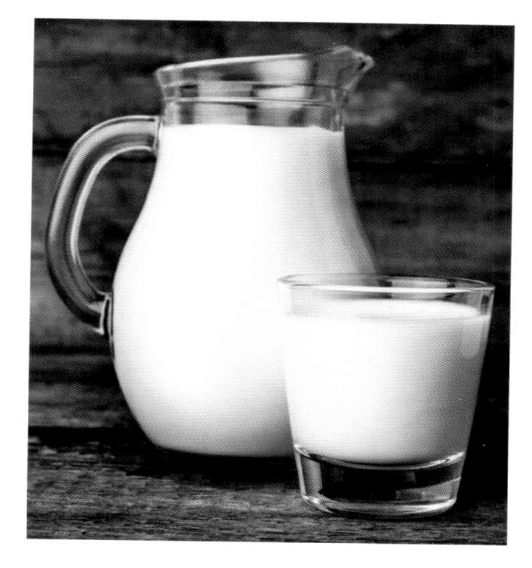

Der regelmäßige Genuss von Milch und Alkohol verbraucht sehr viel Nr. 4 Kalium chloratum. Zusätzlich wird dies durch die zunehmende elektromagnetische Strahlung, der wir fast überall ausgesetzt sind, verstärkt. Heißhunger auf Milch oder Saures und/oder das Wachwerden zwischen 3 und 5 Uhr morgens zeigt an, dass der Bedarf derzeit besonders hoch ist.

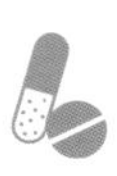

Empfohlene Einnahme

Wenn eine Entzündung ins Fließen kommt (z. B. Schnupfen) oder sich Schwellungen zeigen, sollten Sie Nr. 4 Kalium chloratum im Wechsel mit Nr. 3 Ferrum phosphoricum einnehmen. Während der Schnupfen- und Erkältungszeit können Sie zum Schutz der Schleimhäute täglich 10 Pastillen einnehmen. Zur Ausleitung von Schwermetallen und Narkosegiften nehmen Sie für 3 Wochen Nr. 4 Kalium chloratum zusammen mit Nr. 8 Natrium chloratum je 12 Pastillen.

Werden Sie nachts zwischen 3 und 5 Uhr wach, ohne wieder einschlafen zu können, nehmen Sie gleich nach dem Aufwachen je 6 Pastillen von Nr. 4 Kalium chloratum und Nr. 11 Silicea.

Die Salbe kann auf Schwellungen aller Art aufgetragen werden.

Nr. 5 Kalium phosphoricum

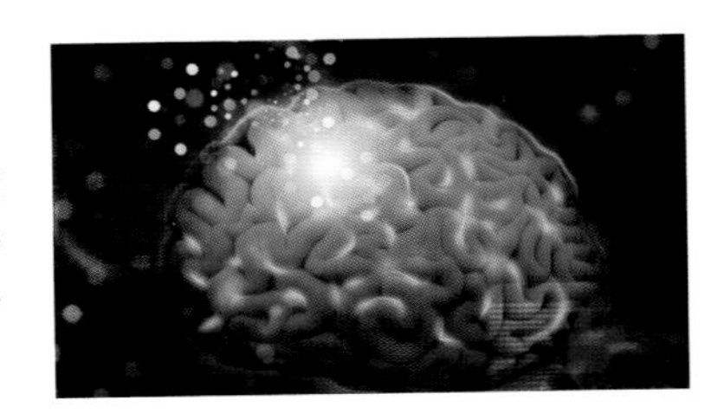

Nr. 5 Kalium phosphoricum kann als Lichtbringer bezeichnet werden. Aus ihm kann der Betriebsstoff für das Gehirn gebildet werden (Lecithin), der dafür sorgt, dass Sie Freude empfinden und lichtvolle Gedanken haben.

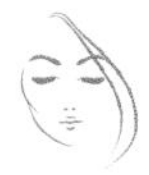

Was das Gesicht zeigt

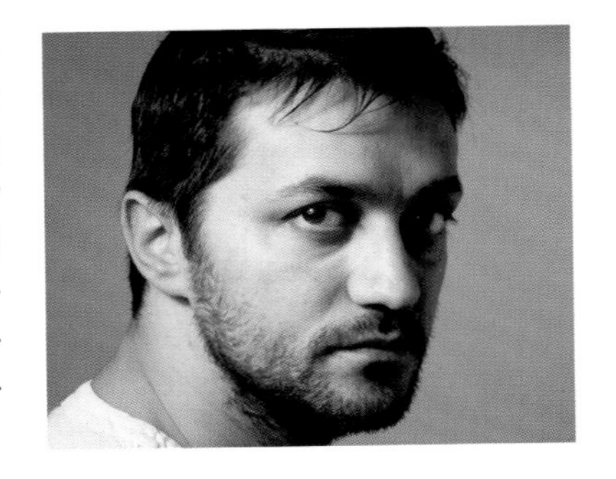

Wenn man einen Menschen mit Nr. 5 Kalium phosphoricum Bedarf betrachtet, fällt vermutlich zunächst ein Grauschleier an der Oberlippe auf. Wenn der Bedarf höher ist, ist das ganze Dreieck zwischen Mund und Nase gräulich, ebenso die äußeren Augenwinkel. Die Schläfen können eingefallen sein. Diese Zeichen kann man aus einiger Entfernung besser wahrnehmen.

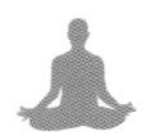

Körperliche Wirkung

Nr. 5 Kalium phosphoricum wird auch von den Nerven, Muskelzellen und Blutkörperchen benötigt.

Es wirkt anregend, entgiftend und antiseptisch. Es unterbindet Fäulnis und Gewebszerfall. Daher wird es bei allen zehrenden Erkrankungen wie Krebs, Tuberkulose, Lungenentzündung oder auch Parodontose verwendet.

Durch seine anregende Wirkung kann es bei Schwächezuständen aller Art eingesetzt werden. Hierzu zählen: Herzschwäche, allgemeine Schwäche bei Überforderung, Lähmungen, Nachbehandlung eines Schlaganfalls oder Muskelschwäche.

Psychisch-seelische Wirkung

Der Bedarf von Nr. 5 Kalium phosphoricum zeigt sich auf der psychischen Ebene durch Stimmungsschwankungen, nervöse Schlaflosigkeit, Platzangst, Nervosität, Schreckhaftigkeit oder Melancholie im Wechsel mit Hypochondrie. Menschen mit einem Mangel an Nr. 5 Kalium phosphoricum weinen und haben dabei den Wunsch nach Trost. Diese Menschen reagieren schnell gereizt und überzogen, weil sie den Eindruck haben, die Kontrolle zu verlieren.

Erschöpfungszustände von Körper und Geist, sich im Kreis drehende, vorwiegend negative Gedanken sowie leichtere Formen von Depressionen sind klassische Anwendungen von Nr. 5 Kalium phosphoricum. Hier zeigt der Körper, dass alte Probleme (endlich) aufgelöst werden sollten, jedoch ist der Betroffene nicht bereit, diesen Schritt in die eigene Verantwortung zu tun.

Wenn man bedenkt, dass in jeder Sekunde in unserem Körper ca. 700 Zellen gebildet werden, die für maximal 7 Jahre das Energielevel tragen, das in dem Moment vorhanden war, sollte man sehr achtsam sein, was man denkt. Positive Gedanken lassen positiv geladene Zellen entstehen, die den gesunden Körper unterstützen. Positive Gedanken und ein Lächeln im Gesicht sind eine gute Vorbeugung gegen schwerwiegende Erkrankungen. Das bestätigt inzwischen sogar die Hirnforschung. Sie allein entscheiden, was Sie denken ... niemand sonst.

Besonderheiten und Wissenswertes

Heißhunger tritt im Wechsel mit Appetitlosigkeit auf und es besteht ein Heißhunger auf Nüsse. Besonders in der Zeit zwischen 13 und 15 Uhr kann eine starke Müdigkeit auftreten.

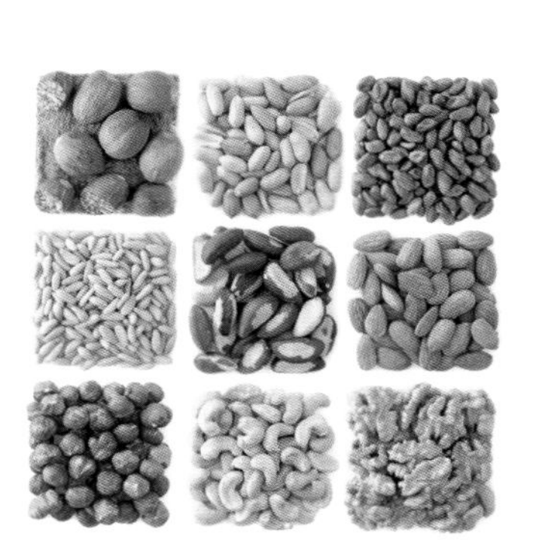

Ausscheidungen sind eitrig und stinken faulig.

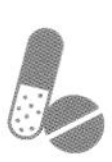

Empfohlene Einnahme

Nr. 5 Kalium phosphoricum ist ein Mittel, das bei jedem anders wirkt. Wenn Sie es nach 17 Uhr nehmen und nachts nicht einschlafen können, sollten Sie es in Zukunft vormittags einnehmen. Nr. 5 Kalium phosphoricum kann anregend wirken. Wenn Sie sich erschöpft fühlen, nehmen sie mehrfach 5 Pastillen in einer Stunde. Wenn Sie dauerhaft erschöpft sind, nehmen Sie 10 bis 12 Pastillen über einen längeren Zeitraum. Bei Heißhunger nehmen Sie für mindestens eine Woche täglich 15 Pastillen ein. Die Salbe wenden Sie bei schlecht heilenden Wunden an.

Nr. 6 Kalium sulfuricum

Nr. 6 Kalium sulfuricum ist das Salz der 3. Entzündungsphase. Meist kommt es erst gar nicht so weit. Sollten die Ausscheidungen jedoch bereits zähflüssig und honiggelb sein, ist dieses Salz zu nehmen. Es dient der Stoffwechselaktivierung und Reinigung. Wenn Nr. 6 Kalium sulfuricum im Körper fehlt, gibt es keine Reinigung. Die stärkste Wirkung hat dieses Salz auf Leber und Haut.

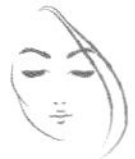

Was das Gesicht zeigt

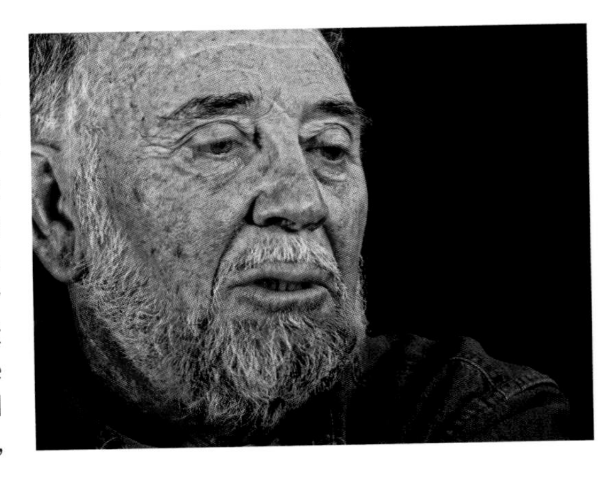

Um diese Färbung gut zu sehen, stellen Sie sich etwa einen Meter vom Spiegel entfernt auf. Das Nr.-6-Kalium-sulfuricum-Gesicht zeigt im Dreieck zwischen Nase und Kinn eine deutlich bräunliche Färbung. Ist der Mangel sehr ausgeprägt, ist dieses Braun auch um die Augen zu sehen, manchmal um das ganze Auge herum, manchmal nur auf dem Oberlid. Auch stehen alle braunen Verfärbungen im Gesicht und am Körper (Muttermale, Sommersprossen, Pigmentflecken) in Verbindung mit dem Mangel an Nr. 6 Kalium sulfuricum. Wie bei allen Kaliummitteln sieht man diese Zeichen am besten, wenn man einige Schritte vom Spiegel wegtritt.

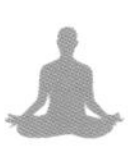

Körperliche Wirkung

Dieses Mittel hilft bei Erkrankungen mit Hautausschlägen oder nächtlichem Juckreiz. Auch wenn Sie sich „irgendwie krank" fühlen, es sich jedoch nicht richtig zeigen will, ist dies das richtige Biomineral.

Bei chronischen Erkrankungen wie z. B. bei rheumatischen Erkrankungen, Arthritis oder Magen-Darm-Problematiken darf Nr. 6 Kalium sulfuricum in der Mischung nicht fehlen. Auch bei unspezifischem Völlegefühl und Blähbauch ist es eine wertvolle Hilfe.

Ein weiteres Zeichen für den Bedarf sind schwere Glieder, besonders die Beine.

Psychisch-seelische Wirkung

Müdigkeit ist eines der Hauptanzeichen für den Bedarf an Nr. 6 Kalium sulfuricum. Betroffene haben morgens Schwierigkeiten aus dem Bett zu kommen, sie sind morgens nicht kommunikativ und nicht sehr gesellig in der ersten Zeit nach dem Aufstehen.

Weitere Merkmale sind: geringes Selbstvertrauen, Ängstlichkeit, Mattigkeit, tiefe Traurigkeit und langsames, verzögertes Denken.

Nr. 6 Kalium sulfuricum ist besonders bei Menschen angezeigt, denen es schwerfällt, die Vergangenheit loszulassen und bereit zu sein für neue Erfahrungen. In Gedanken stehen immer noch Vorwürfe, die zum Teil noch aus der Kinderzeit sind. Der Betroffene schafft es nicht, sich die Situation von damals aus der Erwachsenenposition heraus zu betrachten und in die Vergebung zu gehen.

Besonderheiten und Wissenswertes

Der Mangel an Nr. 6 Kalium sulfuricum zeigt sich durch das Wachwerden zwischen 1 und 3 Uhr morgens. Wenn Sie unter Fallträumen leiden, kann Ihnen dieses Salz schnelle Hilfe geben.

Ausscheidungen, die auf Nr. 6 Kalium sulfuricum hinweisen, sind bräunlich gelb. Die Variante des Heißhungers ist hier starkes Verlangen nach frischer Luft. Auch wenn der Raum gerade erst gelüftet wurde, reißt ein Mensch mit einem Mangel an Nr. 6 Kalium sulfuricum das Fenster auf oder sucht immer wieder einen Grund, um an die frische Luft zu gehen.

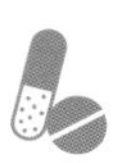

Empfohlene Einnahme

Nr. 6 Kalium sulfuricum ist ein Langzeitsalz. Das bedeutet, dass es mindestens 3 bis 6 Monate eingenommen werden muss, damit sich die Depots füllen können. Wenn Ihre Lebensweise viel Nr. 6 Kalium sulfuricum verbraucht, kann es auch länger dauern, bis Sie Erfolge deutlich wahrnehmen. Werden Sie nachts zwischen 1 und 3 Uhr wach, ohne wieder einschlafen zu können, nehmen Sie gleich nach dem Aufwachen 6 Pastillen von Nr. 6 Kalium sulfuricum.

Nr. 7 Magnesium phosphoricum

Nr. 7 Magnesium phosphoricum ist das 2. Akutmittel der Schüßlersalze und sollte daher in keiner Hausapotheke fehlen. Es wird bei akuten Krämpfen und zur Vorbeugung von akuten Krämpfen eingesetzt.

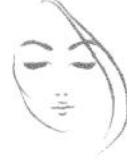

Was das Gesicht zeigt

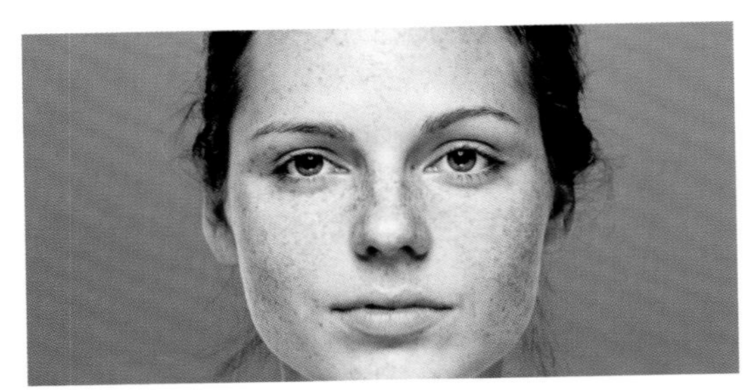

Das Gesicht bei Nr.-7-Magnesium-phosphoricum-Mangel zeigt hektische rote Flecken, zuweilen auch im Dekolleté. Eine weitere Variante ist das schamhafte Erröten oder die deutlich dunkelroten Ohren bei einem ansonsten normal gefärbten Gesicht. Die Pupillen können pulsieren oder erweitert sein.

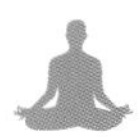

Körperliche Wirkung

Es reguliert das sympathikotone Nervensystem, ist an vielen enzymatischen Prozessen beteiligt, senkt Cholesterin und den Blutdruck. Ferner reguliert es den Bewegungsrhythmus, in dem sich die Zellen bewegen. Durch diese Eigenschaft kann es bei Herzrhythmusstörungen und auch bei Angina Pectoris angewendet werden.

Zusammen mit Nr. 2 Calcium phosphoricum kann es, abends eingenommen, die Einschlafbereitschaft fördern. In Verbindung mit Nr. 1 Calcium fluoratum, Nr. 2 Calcium phosphoricum und Nr. 11 Silicea ist es die Mischung zum Schutz und Aufbau von Knochen und Zähnen. Nr. 7 Magnesium phosphoricum hat auch eine ausbalancierende Wirkung auf die Drüsen. Schilddrüse, Leber, Bauchspeicheldrüse, Thymus- und Lymphdrüsen werden durch dieses Salz harmonisiert.

Psychisch-seelische Wirkung

Der Mangel an Nr. 7 Magnesium phosphoricum zeigt sich daran, dass man immer versucht, es anderen recht zu machen. Man schlüpft in Rollen, die eigentlich gar nicht zu einem gehören. Versucht man (häufig gegen seine innere Überzeugung) diese Rolle auszufüllen, setzt man sich selbst unter Druck. So können Hitzewallungen, Migräne und auf Dauer Bluthochdruck entstehen. Erst die Symptome veranlassen einen

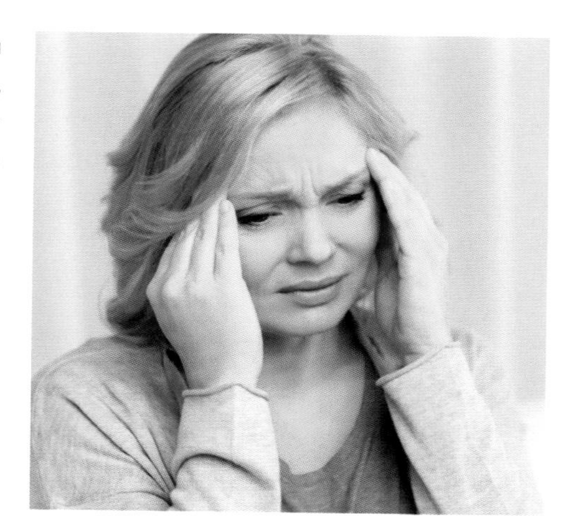

endlich dazu, nach innen zu schauen und zu analysieren, welche der ausgeführten Rollen wirklich zu einem gehören.

Eigensinn, Sehnsucht nach den alten Zeiten, Furcht oder Neurosen, Stimmungsschwankungen, Platzangst und schwindendes Selbstwertgefühl zeigen den Bedarf an Nr. 7 Magnesium phosphoricum an. Als kompensatorisches Verhalten wird aus Frustration Schokolade gegessen.

Besonderheiten und Wissenswertes

Für die Anwendung bei akuten Zuständen werden 12 bis 15 Pastillen in kochendem Wasser aufgelöst und *so heiß es geht* getrunken. Diese Anwendung nennt sich „Heiße 7“ (Siehe auch Seite 43, Heißer Cocktail).

Der ausgeprägte Mangel an Nr. 7 Magnesium phosphoricum zeigt sich als Heißhunger auf Schokolade.

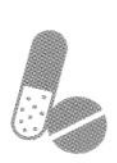

Empfohlene Einnahme

Bei Heißhunger auf Schokolade nehmen Sie statt der Schokolade 15 Pastillen von Nr. 7 Magnesium phosphoricum. Sie werden überrascht sein, wie gut es wirkt.

Für alle chronischen Symptome lassen Sie die Pastillen im Mund zergehen. Bei akuten Störungen wie z. B. einschießende Schmerzen und Krämpfe geben Sie 15 Pastillen in eine Tasse und lösen diese mit ca. 100 ml frisch aufgekochtem Wasser ein. Der Drink sollte sehr(!) heiß getrunken werden, optimal wäre schluckweise von einem Löffel. Dann wirkt er am besten. Wer immer wieder von Krämpfen an bestimmten Stellen geplagt wird, kann zusätzlich dort die Salbe anwenden.

Nr. 8 Natrium chloratum

Nr. 8 Natrium chloratum ist ein sehr wichtiges Mittel für alles, was zu fest oder zu flüssig ist. Es regelt die Verteilung des Wassers im Körper. Das feinstoffliche Kochsalz kann durch die Zellmembran in die Zelle gelangen und zieht Wasser nach sich. Das Wasser wiederum führt Nährstoffe mit sich, die die Zelle zur Funktion benötigt. Die Abfallprodukte des Zellstoffwechsels werden durch Salz, das in der Zwischenzellflüssigkeit gelöst ist, wieder aus der Zelle transportiert.

Nr. 8 Natrium chloratum kommt in allen Körperflüssigkeiten vor.

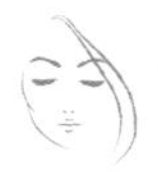

Was das Gesicht zeigt

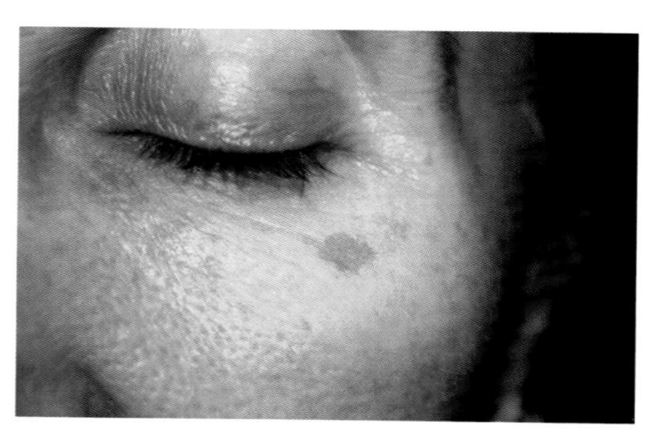

Bei einem chronischen Mangel an Nr. 8 Natrium chloratum zeigt das Gesicht grobporige Haut, rissige Lippen oder trockene Schleimhäute, zuweilen kann das Gesicht auch aufgedunsen wirken. Bei einem akuten Mangel entwickelt sich auf dem Oberlid und später auch auf den Wangen ein schmieriger, schleimiger Glanz. Besonders nach langen Autofahrten entwickelt sich dieser Schleim auf den Wangen. Ebenso gehören Mitesser zum Hautbild.

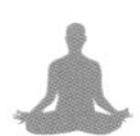

Körperliche Wirkung

Es wird für den Aufbau des Knorpels und zur Bildung von Salzsäure, die im Magen zur Verdauung benötigt wird, gebraucht. In Verbindung mit Nr. 5 Kalium phosphoricum unterstützt es die Bildung roter Blutkörperchen.

Bei allen Stoffwechselstörungen, Bandscheiben- und Knorpelerkrankungen ist es ein Pflicht- und Langzeitmittel.

Außerdem unterstützt Nr. 8 Natrium chloratum in Verbindung mit Nr. 4 Kalium chloratum die Ausleitung von Schwermetallen und Narkosemitteln.

Psychisch-seelische Wirkung

Wenn Sie unter einer auffallenden Tagesmüdigkeit leiden und Sie sich erst ab 17 Uhr wieder fit fühlen, fehlt Ihnen Nr. 8 Natrium chloratum. Es besteht eine Neigung dazu, Raubbau mit seinen Kräften zu betreiben. Weitere Zeichen sind Mangel an Durchsetzungsvermögen und Lebensfreude sowie die ständige Angst, zu kurz zu kommen. Betroffene neigen zu Albträumen, Hysterie und Hypochondrie.

Es ist auffällig, dass Menschen mit einem erhöhten Bedarf ein Ungleichgewicht im Geben und Nehmen haben. Häufiger zeigt sich die Schwierigkeit, Liebe, Dank, Geld oder Anerkennung annehmen zu können. Dadurch werden diese Menschen emotional nicht genährt und vertrocknen innerlich.

Besonderheiten und Wissenswertes

Wenn der Bedarf an Nr. 8 Natrium chloratum sehr hoch ist, zeigen sich Heißhunger auf Gesalzenes und Geräuchertes. Ebenso besteht eine Neigung zu Albträumen und dazu, Probleme schlecht zu verarbeiten. Die Ausscheidungen, die mit Nr. 8 Natrium chloratum in Verbindung stehen, sind wässrig.

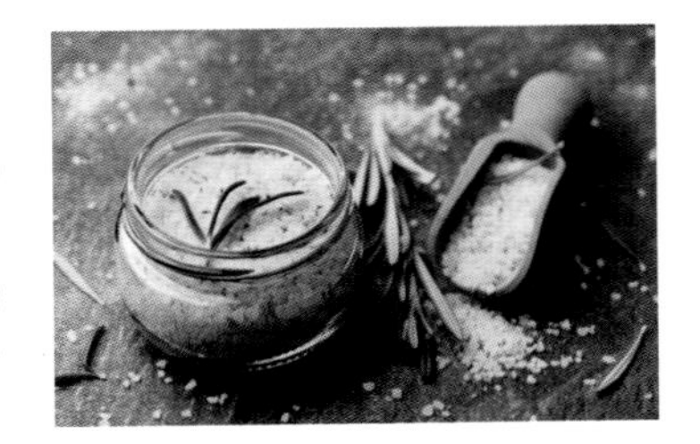

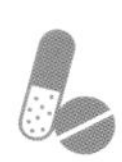

Empfohlene Einnahme

Bei Heißhunger nehmen Sie 15 Pastillen Nr. 8 Natrium chloratum für mindestens eine Woche. Fühlen Sie sich aufgedunsen oder ausgetrocknet oder haben Sie einen metallischen Geschmack im Mund, reichen 10 Pastillen täglich, allerdings sollte die Einnahme nicht weniger als 4 Wochen betragen. Bei Schwellungen und Sonnenbrand, Herpes in der Phase der Blasenbildung oder Verbrennungen können Sie die Salbe auftragen. Werden Sie morgens zwischen 5 und 7 Uhr wach, ohne wieder einschlafen zu können, nehmen Sie gleich nach dem Aufwachen 6 Pastillen von Nr. 8 Natrium chloratum.

Nr. 9 Natrium phosphoricum

Nr. 9 Natrium phosphoricum reguliert den Fettstoffwechsel und den Säure-Basen-Haushalt. Daher ist es ein wichtiges Salz für die zweite Lebenshälfte. Wie auf Seite 30 (Entstehung von Erkrankungen) beschrieben, entstehen viele Störungen im Körper durch Übersäuerung.

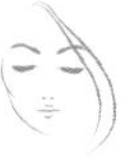

Was das Gesicht zeigt

Das Nr.-9-Natrium-phosphoricum-Gesicht zeigt ein fettiges Hautbild, auch die Haare können betroffen sein. Die Haare ergrauen. Es bilden sich verstärkt Pickel. Die Haut der Wangen erschlafft und bildet am Unterkiefer leichte Überhänge. („Hängebäckchen“). Die Zunge hat einen langen Spalt entlang der Mittellinie und kann honiggelb belegt sein.

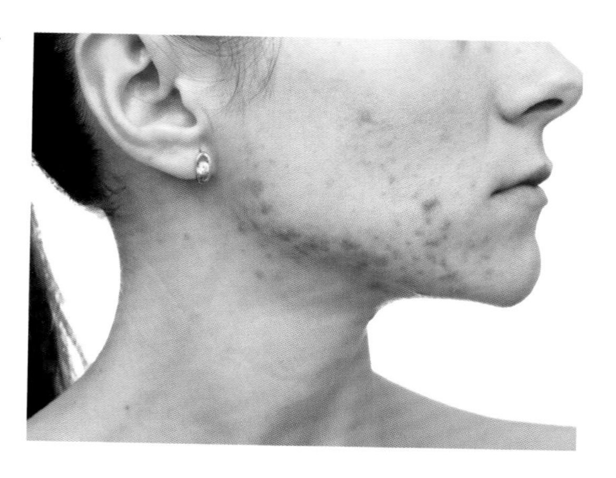

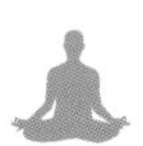

Körperliche Wirkung

Arthrose, Rheuma, Gicht, Entzündungen, schlecht heilende Wunden, grauer Star sowie Probleme mit der Muskulatur sind einige Beispiele für einen Mangel. Nr. 9 Natrium phosphoricum bindet Säuren und führt sie der Lymphe zur Ausscheidung zu. Es baut die bei der Muskelarbeit entstandene Milchsäure ab und verhindert die Gerinnung von Eiweißen in der Lymphe. Daher ist es auch ein gutes Mittel bei Vereiterungen.

Sollten Sie zu Zysten oder Eiterungen an den Zahnwurzeln (oder anderswo) neigen, nehmen Sie großzügig Nr. 9 in Verbindung mit Nr. 11 Silicea.

Im Fettstoffwechsel unterstützt dieses Mittel die Verseifung der Fette. Das bewirkt, dass die Fettpartikel kleiner sind und besser durch die Gefäße fließen können, ohne sich an den Gefäßwänden anzuhaften.

Zusammen mit Nr. 8 Natrium chloratum reguliert es die Magensäure und wirkt bei Sodbrennen, Aufstoßen und saurem Erbrechen. Fettige Haut und Haare, juckende Augen und Ohren, Gerstenkörner, Lidrandentzündungen, Mitesser und Pickelbildung sind Zeichen dafür, dass Nr. 9 Natrium phosphoricum zum Einsatz kommen sollte.

Psychisch-seelische Wirkung

Ist der Organismus zu sauer, kann es auch zu Störungen in der Impulsübertragung der Nerven kommen. Das führt zu schlechter Belastbarkeit, Gereiztheit oder aufbrausender Aggression. Meist basiert diese auf einem Gefühl der Minderwertigkeit. Diese Menschen fühlen sich oft übersehen oder übergangen. Es fehlt ihnen an natürlicher Autorität.

Besonderheiten und Wissenswertes

Ist der Bedarf an Nr. 9 Natrium phosphoricum hoch, zeigt sich ein sehr starkes Verlangen nach kohlehydratreicher, am liebsten auch süßer Kost (Nudeln, Brot, Getreideprodukte, süße Teilchen, Süßigkeiten aller Art außer Schokolade).

Bei einem Mangel an Nr. 9 Natrium phosphoricum neigen die Betroffenen zur Fettleibigkeit. Ferner riecht der Schweiß charakteristisch beißend-sauer, nicht nur an Händen und Füßen, sondern auch unter den Achseln.

Bei Autofahrten oder auf See wird ihnen schnell übel. In der Bewegung knacken die Gelenke. Nr. 9 Natrium phosphoricum ist das richtige Mittel, wenn es an Penis, Scheide oder anderen Körperöffnungen zu rahmig-honigfarbenen Ausscheidungen kommt.

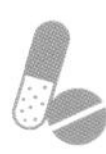

Empfohlene Einnahme

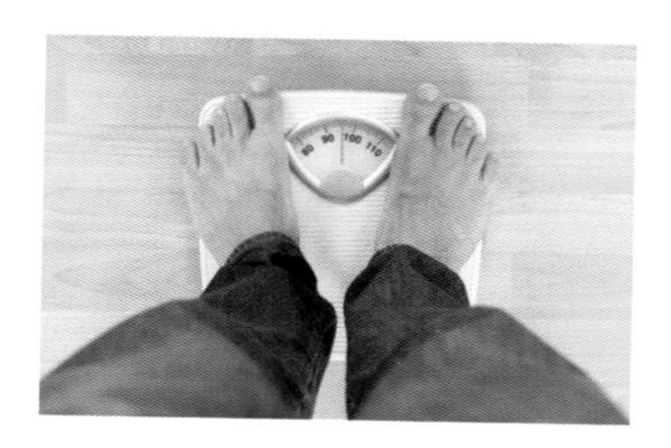

Neigen Sie dazu Kohlenhydratreiche und süße Kost zu bevorzugen, sollten Sie 15 Pastillen von Nr. 9 Natrium phosphoricum zu sich nehmen. Die Gelüste verschwinden relativ schnell.

Neigen Sie zu Übersäuerung und den daraus resultierenden Symptomen, ist die Dosis 12 Pastillen täglich für ca. 6 Monate, anschließend in 4 Wochenkuren mit vierwöchiger Pause dazwischen. Sie können die Pastillen auch dem Badewasser zusetzen. Es fördert die Entgiftung und Entsäuerung über die Haut. Auf ein Vollbad geben Sie je 25 bis 30 Pastillen von Nr. 9 Natrium phosphoricum und Nr. 23 Natrium bicarbonicum mit 38 Grad Wassertemperatur. Die Badezeit sollte 45 Minuten nicht unterschreiten.

Nr. 10 Natrium sulfuricum

Neben den Säuren sind Ablagerungen von Stoffwechselprodukten in Zellen und Gewebe eine weitere Ursache für die Entwicklung von Erkrankungen. Nr. 10 Natrium sulfuricum ist hierfür das Hauptausscheidungssalz.

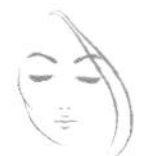

Was das Gesicht zeigt

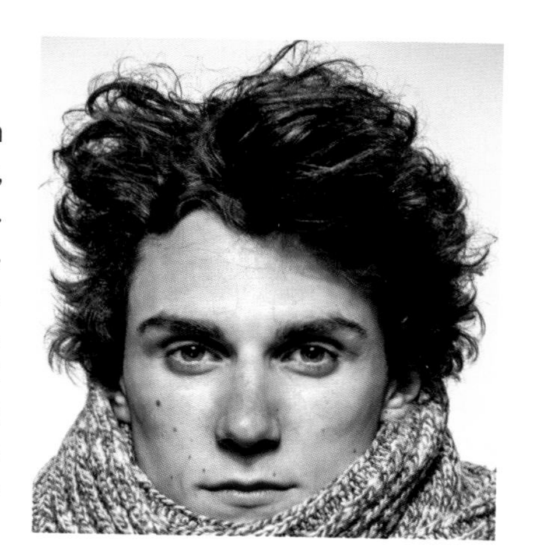

Das Gesicht, das auf den Bedarf an Nr. 10 Natrium sulfuricum hinweist, kann verschiedene Zeichen aufweisen. Es gibt die zitronengelbe Gesichtsfarbe, die sich über das ganze Gesicht zieht. Es erscheint zunächst blass, und erst, wenn man genauer hinschaut, erkennt man das Gelbliche. Diese Menschen sehen nicht gesund aus. Eine andere Ausprägung ist der „rote Schmetterling". Nase und Wangen sind um die Nasolabialfalten, die zum Mund gehen, deutlich gerötet. Oft zeigt sich dieses Zeichen nach dem Essen als Zeichen der überforderten Bauchspeicheldrüse.

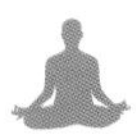

Körperliche Wirkung

Es befördert die mit Schlacken angereicherte Gewebsflüssigkeit über Darm und Blase aus dem Körper. Nicht selten kommt es bei diesem Salz daher zu Durchfällen als Erstreaktion – als Zeichen der intensiven Reinigung. Erschrecken Sie sich dann nicht, sondern nehmen Sie einfach noch weitere Male je 15 der eingenommenen Mischung ein, bis die initiale Entgiftung abgeschlossen ist.

Nr. 10 Natrium sulfuricum hat eine regulierende Wirkung auf die Bauchspeicheldrüse, die Leber und den Darm. Aus dem Gewebe wird durch dieses Mittel Harnsäure ausgespült.

Sehr gute Ergebnisse wurden auch bei Asthma, besonders während feuchten Wetters, allen linksseitigen Beschwerden, Leber und Gallestörungen, Mückensehen und grauem Star, Hautjucken und -brennen, Knacken und Reißen in den Gelenken, Rheuma, Nierengries, und Verstopfung gemacht. Wer unter Mattigkeit und schweren Beinen leidet, ist mit Nr. 10 Natrium sulfuricum gut beraten.

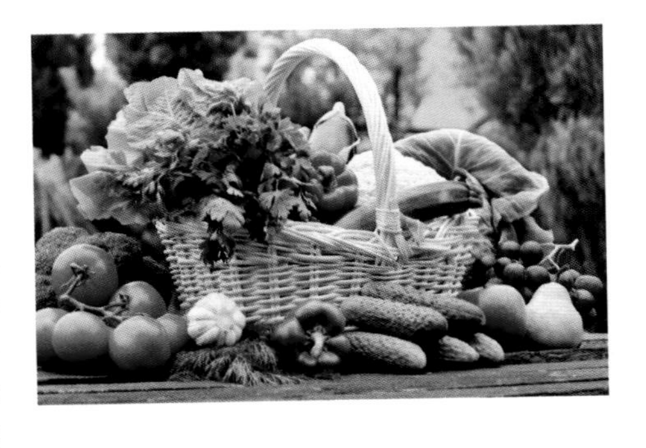

Wenn Sie ein Verfechter der Rohkosternährung sind oder abends gern Rohes essen, ist es wahrscheinlich, dass Sie einen erhöhten Bedarf an Nr. 10 Natrium sulfuricum haben. Der Körper kann ab 18 Uhr Rohkost nur sehr schlecht verarbeiten. Wenn die (meist unzureichend) zerkleinerte Nahrung im Magen verweilt, kann es durch die Gärung, die beim Verdauungsprozess bis zu einem gewissen Grad normal ist, zu einer Alkoholbildung kommen – insbesondere dann, wenn nach der

Rohkost Süßes gegessen wurde. Dadurch kommt es zu einer leichten Alkoholisierung, die Leber und Bauchspeicheldrüse belastet.

Psychisch-seelische Wirkung

Kennen Sie das? Sie haben an sich gut geschlafen, hatten einen guten Start in den Tag und sind plötzlich morgens zwischen 9 und 11 Uhr so müde und matt, dass Sie sich noch einmal hinlegen müssen? Das ist ein klassisches Zeichen für den Bedarf an Nr. 10 Natrium sulfuricum.

Ferner sind der Mangel an Lebensfreude, Melancholie und Depression, Prinzipientreue, Perfektionismus – insbesondere sich selbst gegenüber – sowie an alten Dingen festhalten zu wollen Verhaltensweisen, die den Bedarf steigern. Das Festhalten kann materielle Dinge ebenso wie emotionale Belange betreffen.

Wenn Sie vorhaben, den Keller, Dachboden oder die Wohnung auszumisten, nehmen Sie vorher einfach 6 Pastillen von Nr. 10 Natrium sulfuricum, denn Nr. 10 Natrium sulfuricum ist auf allen Ebenen ein Hauptausscheidungsmittel. Sie werden überrascht sein, wie einfach Aussortieren sein kann.

Auch dieses Salz zeigt eine Heißhungervariante als ein sicheres Zeichen für den Bedarf. Es ist hier der Heißhunger auf Bitteres.

Besonderheiten und Wissenswertes

Der hohe Bedarf an Nr. 10 zeigt sich durch Heißhunger auf Bitteres. Grapefruits, Radicchio, Rucola oder bittere Tees werden bevorzugt.

Ausscheidungen, die mit Nr. 10 Natrium sulfuricum in Verbindung stehen, haben eine grünlich-graue Farbe. Diese Farbe findet sich oft im Nasensekret. Es ist ein sicheres Zeichen für den Bedarf.

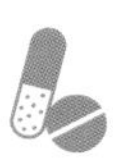

Empfohlene Einnahme

Wer von Oktober bis Ostern täglich 10 Pastillen von Nr. 10 Natrium sulfuricum einnimmt, kann sich eine Grippeschutzimpfung ersparen. Besonders für ältere Menschen ist die Impfung belastend. Die Auseinandersetzung mit aktiven Viren, wenn auch in entschärfter Form, kann für einen Organismus, in Kombination mit den Fremdeiweißen und Schwermetallen, die als Trägerstoff verwendet werden, zu viel sein. Nicht selten werden Geimpfte gerade nach der Impfung sehr krank. Durch die austreibende Wirkung dieses Mittels haben die Viren auch ohne Impfung kaum eine Chance.

Um sich eine Unterstützung beim Aussortieren und Aufräumen zu geben, nehmen Sie 6 Pastillen direkt vor der Aktion. Zum Entschlacken und Entgiften sind 12 Pastillen täglich die richtige Dosis, bei grünlichen Ausscheidungen nehmen Sie mehrfach pro Tag 12 Pastillen. Blutergüsse, die in die gelbgrüne Farbe übergehen, können Sie mit der Salbe unterstützen.

Nr. 11 Silicea

Nr. 11 Silicea ist neben Nr. 7 Magnesium phosphoricum wohl das meist verwendete Salz aus der Reihe der ersten 12. Es ist ein Beautysalz, denn es hat die Fähigkeit, die Faltentiefe deutlich zu verringern und die Festigkeit des Gewebes zu erhöhen. Die Hautalterung kann deutlich verlangsamt werden und Haare und Nägel werden wieder elastisch und strahlen.

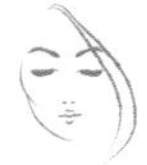

Was das Gesicht zeigt

Das Gesicht zeigt einen nicht wegwischbaren Firnis- oder Glatzenglanz an Nase und Stirn. Die Haut verliert an Elastizität. Es bilden sich Krähenfüße um die Augen und Falten vor den Ohren.

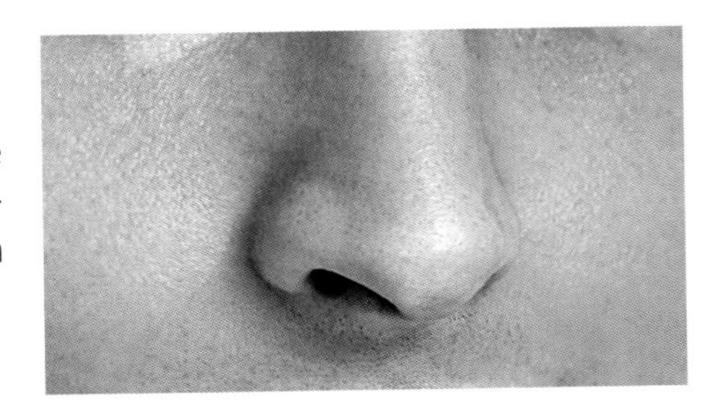

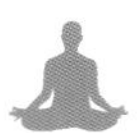

Körperliche Wirkung

Nr. 11 Silicea reinigt die Lymphe, stärkt die Nerven, die Knochen und das Bindegewebe und reguliert die Schweißproduktion.

Ab dem 60. Lebensjahr ist es ein Mittel, das ebenso wie Nr. 1 Calcium fluoratum dauernd und lebenslang eingenommen werden sollte.

Psychisch-seelische Wirkung

Nr. 11 Silicea wird aus Bergkristall hergestellt. Die Klarheit, die der Bergkristall zeigt, ist die Klarheit, die ein Mensch durch Silicea erlangen kann. Es stärkt das innere Rückgrat und lässt uns aufrichtig und ehrlich durch das Leben gehen. Es hilft dabei, wirklich die Verantwortung mit allen Konsequenzen für unser Handeln zu übernehmen. Fehlt dieses Funktionsmittel, kann es zu fixen Ideen, Grübeleien, Konzentrationsschwäche und Vergesslichkeit kommen.

Wem Nr. 11 Silicea fehlt, der ist licht- und lärmempfindlich, schreckhaft und wenig belastbar. Es fällt diesen Menschen schwer, tatsächlich auszudrücken, was sie bewegt. Sie jammern, haben jedoch keine Lösungsansätze. Sie lassen den Dingen lieber ihren Lauf.

Besonderheiten und Wissenswertes

Die Besonderheit des Bedarfs ist Bewegungsdrang. Menschen mit einem Mangel scheinen unruhig und rastlos. Sie zappeln oder sind immer in Bewegung.

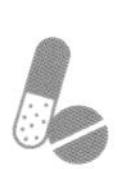

Empfohlene Einnahme

Nr. 11 Silicea ist ein Langzeitsalz, das über ein Jahr und länger eingenommen werden sollte. Es kommt in fast allen Geweben vor. Daher dauert es eine Weile, bis alle Depots wieder vollständig aufgefüllt sind. Die Einnahme von

10 bis 12 Pastillen pro Tag sollte mindestens 1 Jahr erfolgen. Wie bei allen Langzeitsalzen ist eine kontinuierliche Einnahme von etwas weniger Pastillen jedoch über eine lange Zeit erforderlich.

Werden Sie nachts zwischen 3 und 5 Uhr wach, ohne wieder einschlafen zu können, nehmen Sie gleich nach dem Aufwachen je 6 Pastillen von Nr. 4 Kalium chloratum und Nr. 11 Silicea.

Nr. 12 Calcium sulfuricum

Nr. 12 Calcium sulfuricum wird vor allem in der Außenhaut des Herzens, in der Leber, der Milz, der Galle sowie in den Muskeln, den Gonaden (Hoden und Eierstöcke) und im Gehirn benötigt. Es kommt auch in allen Schleimhäuten vor und wirkt dort auf die Rückführung von Flüssigkeit in das Gewebe, es sorgt außerdem für eine ausgeglichene Balance.

Als Katalysator für alle anderen Mineralstoffe sorgt es für eine leichtere Aufnahme in die Zellen und regt den Stoffwechsel und die Entgiftung stark an.

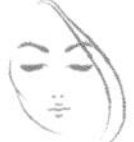

Was das Gesicht zeigt

Das deutlichste Zeichen für den Bedarf an Nr. 12 Calcium sulfuricum ist der verlebte und müde Gesamteindruck. Etwas weniger deutlich ist für das ungeübte Auge eine horizontale farbliche Teilung des Gesichts zu sehen. Oberhalb der Jochbeine erscheint das Gesicht rötlich, die untere Gesichtshälfte ist grau. Ein weiteres Zeichen sind eitrige Pickel im Gesicht oder am Oberkörper.

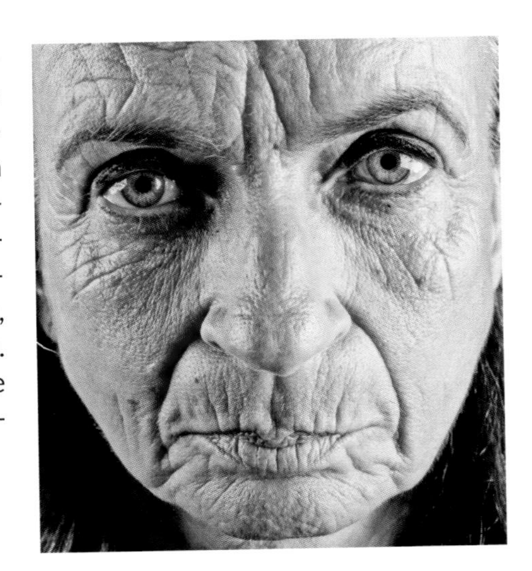

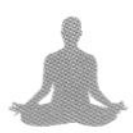

Körperliche Wirkung

Besonders im Bereich der Vereiterungen darf es in der Verordnung nicht fehlen. Chronische Erkrankungen, Furunkulose, Abszesse, langwierige Erkrankungen, wiederkehrende Blasenentzündungen oder Probleme mit den Nasennebenhöhlen sind weitere klassische Anwendungen für Nr. 12 Calcium sulfuricum.

Bei Hauterschlaffung des reifen Körpers und Mattigkeitsgefühl, das über das biologische Alter hinausgeht, zeigt dieses Salz seine Wirkung.

Psychisch-seelische Wirkung

Nr. 12 Calcium sulfuricum hilft dabei, zu erkennen, wo die Kräfte richtig eingesetzt werden sollten. Es verschafft Zugang zur schöpferischen Kraft der Kreativität und lässt den Anwender erkennen, welche Möglichkeiten und neue Wege beschritten werden können. Es verschafft Vertrauen in die Zukunft und in die Kraft, sie zu bewältigen. Es verschafft Klarheit über den nächsten Schritt und gibt den Antrieb, die nötigen Maßnahmen zu ergreifen, das Erkannte umzusetzen.

Nr. 12 Calcium sulfuricum ist das Mittel, das dabei unterstützt, das eigene Potenzial als Basis zum Erfolg zu entfalten.

Emotional fühlen sich diese Menschen uninspiriert, unverstanden und zurückgesetzt. Dadurch greift der Betroffene gern zu alkoholischen Getränken (Aperitifs, Cocktails), bis hin zur Sucht.

Besonderheiten und Wissenswertes

Der Heißhunger auf besondere Speisen und Getränke zeigt den hohen Bedarf an Nr. 12 Calcium sulfuricum an. In diesem Fall sollten 15 Pastillen ein Mal täglich genommen werden.

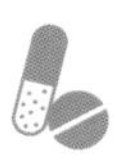

Empfohlene Einnahme

Nr. 12 Calcium sulfuricum dient als Katalysator für die bessere Aufnahme anderer Biominerale in die Zelle. Daher sollten Sie dieses Mittel morgens mit 8 bis 12 Pastillen als Erstes einnehmen und anschließend erst die anderen Salze anwenden. Das ist besonders bei chronischen Erkrankungen wichtig.

Wenn die Lebenssituation wie festgefahren wirkt und der Antrieb fehlt, um etwas grundlegend zu verändern, hat sich folgende Kur bewährt:

Über 4 Tage 6 Pastillen täglich einnehmen, 3 Tage pausieren. In den folgenden 2 Wochen die Einnahme ebenso wiederholen. Dabei ist es gleichgültig, ob alle Pastillen auf einmal genommen werden oder über den Tag verteilt. Wichtig ist jedoch, dass in diesen 3 Wochen keine anderen Schüßlersalze eingenommen werden. Das würde die Wirkung der Kur blockieren.

Sollten während der Kur Symptome auftreten, die die Einnahme weiterer Mineralstoffe erfordern, wird die Kur unterbrochen. Es werden dann die symptomorientierten Salze eingenommen, bis die Erscheinungen behoben sind. Die Kur wird danach erneut gestartet.

Krankheit ist die erforderliche Arbeit zur Wiederherstellung der aus den Fugen geratenen Ordnung des Organismus. (Dr. Kurt Hicketier)

4.

Ergänzungsmittel 13 bis 27 der Schüßlertherapie

Tabellarische Übersicht

Bei den Ergänzungsmitteln zur Schüßlertherapie können Sie sowohl eine D6 als auch eine D12 Potenzierung verwenden.

Salz	Wirkung Körper	Wirkung Psyche/Seele Besonderheiten
Nr. 13 Kalium arsenicosum	Abmagerung, Schwächezustände, Schlafstörungen, Haut und Schleimhautentgiftung	Starres Weltbild, übertriebene Ordnungsliebe, Misstrauen, Zukunftssorgen, Kontrolle ist wichtig, Abneigung gegen Gesellschaft **Besonderheit:** Wach zwischen 1 Uhr und 4 Uhr
Nr. 14 Kalium bromatum	Nervenberuhigung, Asthma, Schlafstörungen, Sehstörungen, Schilddrüsenüberfunktion, Bluthochdruck, Ekzeme	Wortfindungsstörungen, Gedächtnisverlust, religiöse Wahnideen, Wankelmut, innere Unruhe, unruhiger Schlaf, Selbstzerstörung
Nr. 15 Kalium jodatum	Schilddrüsenbalance, Entzündungsmittel, verdauungsfördernd, Blutdruck regulierend, rheumatische Störungen, Nackenverspannungen	Novemberdepression, Pessimismus, Beschäftigungsdrang **Heißhunger:** Fisch
Nr. 16 Lithium chloratum	Stoffwechselfördernd, Augenmittel, Nerven, Antiallergikum	Schlechtes Namensgedächtnis, Stimmungsschwankungen, bindungsscheu

Nr.17 **Mangan sulfuricum**	Antiallergikum, Knorpel aufbauend, entzündungshemmend	Wunsch herrschen zu wollen, Rachegedanken, Geltungsdrang **Besonderheit:** Angst vor Vögeln
Nr.18 **Calcium sulfuratum**	Entgiftung der Leber und der Haut, Erschöpfung, Abmagerung	Extreme Ideen, Größenwahn
Nr.19 **Cuprum arsenicosum**	Wenn „Heiße 7" nicht mehr ausreicht, Krämpfe, Koliken, Nierenstörungen Demenz, Alzheimer	Kämpfer, das Gefühl sich verteidigen zu müssen, die Rolle anderer übernehmen
Nr. 20 **Kalium aluminium sulfuricum**	Blutungen, Blähungskoliken, Nervensystem	Angst vor Vertrauensverlust
Nr. 21 **Zincum chloratum**	Diabetes Mellitus Typ 2, Immunstimulanz, Stoffwechselerkrankungen, Nervenleiden	Angst vor Blamagen, Schuldgefühle, Materialist, Schmerz verläuft diagonal
Nr. 22 **Calcium carbonicum**	Frühzeitige Alterung, Erschöpfung	Fixiert auf seine heile Welt, schutzbedürftig, Zähneknirschen, Träume von Mord, Leichen und Krankheit, wach gegen 3 Uhr **Heißhunger:** Speiseeis, ungewöhnliche Speisekombinationen
Nr. 23 **Natrium bicarbonicum**	Stoffwechselaktivierung, Säure- und Schlackenabbau, Bauchspeicheldrüse	Prinzipientreue, Selbstbeherrschung bis zur Sturheit, Melancholie, unklare Ängste

Nr. 24 **Arsenum jodatum**	Allergien, nässende Ekzeme, Lungenerkrankungen	Panikattacken, Angst verrückt zu werden **Heißhunger:** Auf Wasser, das jedoch gleich wieder erbrochen wird
Nr. 25 **Aurum chloratum natronatum**	Frauenmittel, Rhythmusmittel, chronische Krankheiten	Jähzorn, Ungeduld, Schlafwandeln
Nr. 26 **Selenium**	Zellschutzmittel, Krebsvorsorge, Diabetes Mellitus Typ 2	Depressionen, Desinteresse an der Umwelt, sehr vergesslich im täglichen Leben, Träume von Misshandlung, Quälerei und Vergesslichkeit **Besonderheit:** Schlaflos bis Mitternacht
Nr. 27 **Kalium bichronicum**	Stoffwechselanregend, Essbremse, reinigt Blutgefäße und Leber	Detailversessen, keine Spontanität im Leben, Schwermut

Ergänzungsmittel 13 bis 27

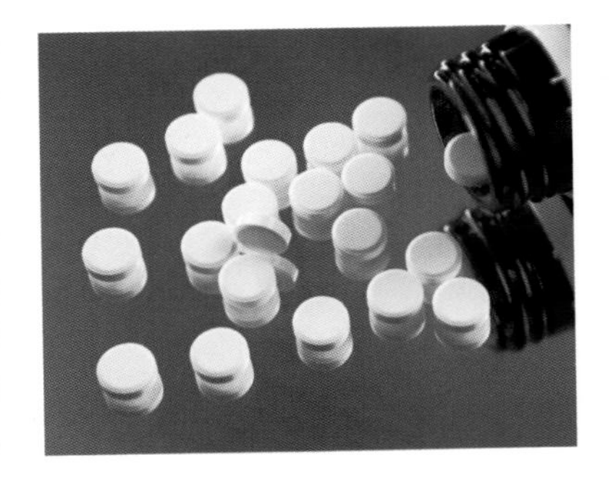

Die Ergänzungsmittel werden insbesondere bei chronischen Erkrankungen immer wichtiger.

Anders als bei den ersten 12 Salzen werden von diesen Mitteln in der normalen Anwendung nicht mehr als 12 Pastillen pro Tag genommen. Wie der Name bereits sagt, sind es Ergänzungsmittel. Das heißt, sie werden ergänzend zu anderen Mitteln genommen. In akuten Situationen kann die Gabe jedoch auch auf alle 5 Minuten eine Pastille erhöht werden. Salben zu den Ergänzungsmitteln können Sie sich selbst herstellen (siehe Seite 45, Salben und Cremes). Sie sind nicht im Handel verfügbar, da sie selten verwendet werden. Sie sollten sich auf 3 Ergänzungsmittel beschränken.

Nr. 13 Kalium arsenicosum

Nr. 13 Kalium arsenicosum zeigt seine Wirkung auf der Haut, Schleimhaut, an den Nerven und den Nieren. Auch wenn in diesem Salz der Name „arsenicosum" auftaucht, gelingt es nicht, jemanden damit zu vergiften, da dieses Salz – wie alle anderen auch – stark verdünnt ist. Dennoch ist es wirksam.

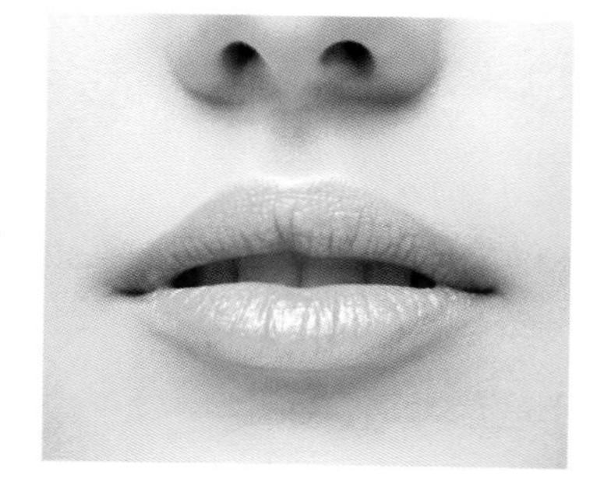

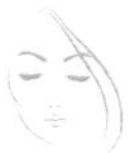

Was das Gesicht zeigt

Die Lippen zeigen deutliche längs und quer verlaufende Falten. Die Haut juckt besonders nachts sehr stark. Die Zunge kann sich zuweilen taub anfühlen.

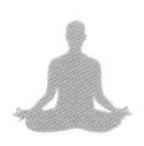

Körperliche Wirkung

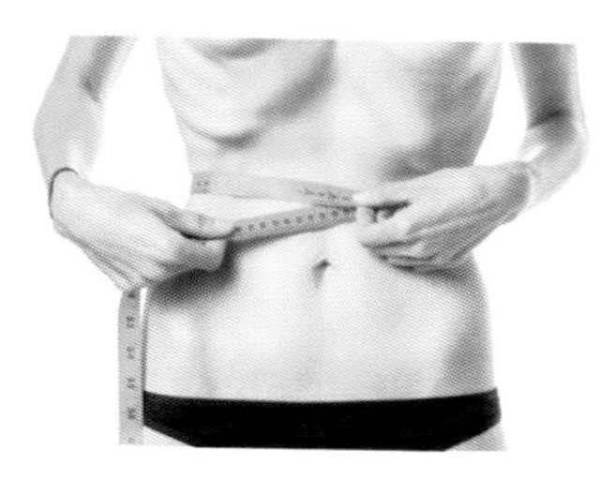

Es wirkt regulierend insbesondere auf Gehirn, Leber, Niere, Muskulatur, Schilddrüse, Haare und Nägel. Durch den Impuls aus dem Arsenanteil wirkt es regulierend auf den Stoffwechsel und die Verdauung.

Es verlangsamt die Vermehrung von Bakterien und wirkt so entzündungshemmend.

Wenn man ungewollt abnimmt, kann dieses Mittel den Stoffwechsel und die Geschwindigkeit des Abnehmens verlangsamen. Das Abnehmen kann durch eine Schilddrüsenüberfunktion verursacht sein. Weitere Merkmale hierfür wären Nervosität, ständiger Hunger und beschleunigte Verdauung. Gegen alle diese Symptome kann Nr. 13 Kalium arsenicosum eingesetzt werden. Natürlich ist abzuklären, weshalb das Gewicht schwindet, es kann ein Zeichen einer noch unerkannten ernsthaften Erkrankung sein.

Dieses Mittel hat sich außerdem bei nervlichen Schwächezuständen, Lähmungen, Magenschmerzen und Erschöpfung durch Blutarmut bewährt.

Der Mangel an Nr. 13 Kalium arsenicosum kann sich durch Angstanfälle und nervöse Herzbeschwerden, wie Herzrhythmusstörungen oder Herzrasen, zeigen. Schlaflosigkeit und Unruhe sind ebenfalls Zeichen dieses Mittels.

Psychisch-seelische Wirkung

Der Bedarf zeigt sich vor allem in Zeiten schwieriger Veränderungen. Es bestehen Ängste, beraubt oder betrogen zu werden. Alles wird angezweifelt und es fehlt an Vertrauen, dass am Ende alles gut wird. Der Betroffene macht sich Gedanken über die Zukunft, die Familie, die Gesundheit – einfach über alles.

Gleichzeitig wird durch einen übertriebenen Ordnungssinn versucht, dem Leben eine Struktur zu geben. Werden diese Menschen in ihrer Routine gestört, sind sie schnell irritiert. Sie können darauf meist nur unwirsch oder sogar aggressiv reagieren. Wem das Leben keinen Sinn und keine Freude mehr bringt, der sollte Nr. 13 Kalium arsenicosum einsetzen.

Besonderheiten und Wissenswertes

Menschen mit diesem Mangel schlafen mit der Hand auf dem Oberbauch (Solarplexus). Häufig sind sie nachts zwischen 1 und 4 Uhr wach. Berührung lässt sie erzittern. Sie fühlen sich immer kalt, auch im Bett werden die Betroffenen nicht richtig warm. Das Befinden verbessert sich allerdings an Regentagen.

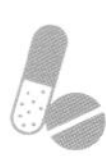

Empfohlene Einnahme

Nr. 13 Kalium arsenicosum wird zusätzlich zu Nr. 5 Kalium phosphoricum mit maximal 12 Pastillen täglich verabreicht.

Nr. 14 Kalium bromatum

Nr. 14 Kalium bromatum wirkt generell bei allen nervösen Störungen. Es ist ein Salz, das Nerven, Drüsen, Schleimhäute und die Haut positiv unterstützt.

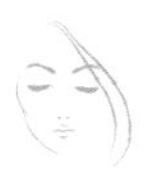

Was das Gesicht zeigt

Wenn Menschen mit einem hohen Bedarf an Nr. 14 Kalium bromatum einen anschauen, sind die Augen oft prominent, das Weiße unterhalb der Iris des Auges ist sichtbar. Die Pupille pulsiert. Das Unterlid ist wulstig.

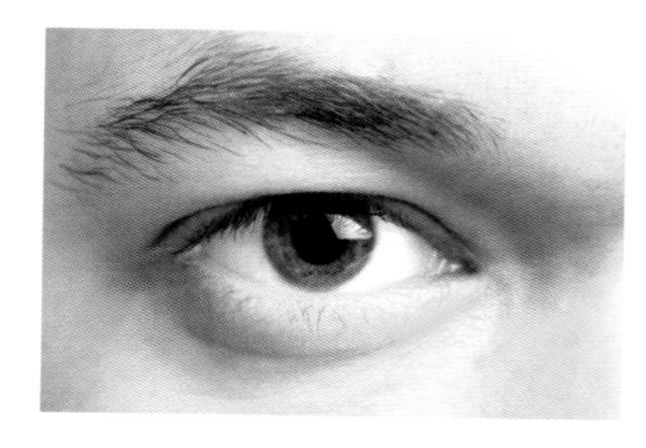

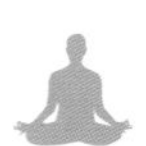

Körperliche Wirkung

Mit diesem Biomineral können Schilddrüsenüberfunktion, Kopfschmerzen nervöse Sehstörungen und auch nervöses Asthma reguliert werden. Es wird auch erfolgreich bei Störungen im sexuellen Verlangen verwendet.

Neigt die Haut zu Ekzemen oder Entzündungen, kann Nr. 14 Kalium bromatum Linderung schaffen.

Psychisch-seelische Wirkung

Besteht ein Mangel an Nr. 14 Kalium bromatum, reagiert man schreckhaft und nervös. Zuweilen stellen sich Wortfindungsstörungen ein. Der Betroffene fühlt sich geistig müde, neigt zu Melancholie, Gedächtnisstörungen und Depressionen. Befindet sich der Betroffene in einem Zustand der Erregung, scheint er innerlich zu vibrieren. Äußerlich wirkt er jedoch antriebslos und erschöpft.

Fehlt es an Nr. 14 Kalium bromatum, scheint es, dass die inneren Überzeugungen, die in der einen Minute noch hochaktuell waren, in der nächsten Minute nicht mehr gelten. Diese Menschen erschaffen ihre Realitäten jeden Moment neu, was den Umgang mit ihnen schwierig gestaltet.

Zuweilen zeigen sich leichte Formen von Wahnvorstellungen darüber, dass die nahe Umgebung zerstört werden soll, sowie Verschwörungstheorien.

Besonderheiten und Wissenswertes

Hände und Füße dieser Menschen sind ständig in Bewegung. Sie wirken rastlos und getrieben. Beschäftigung verbessert das Befinden. Verdauungsbeschwerden, die mit Nr. 14 Kalium bromatum in Verbindung stehen, werden von starkem Durst begleitet.

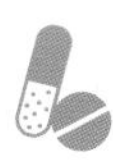

Empfohlene Einnahme

Wo die „Heiße 7" als Mittel zum Einschlafen nicht ausreichend wirkt, kommt Nr. 14 Kalium bromatum zum Einsatz. Bereits 5 Pastillen vor dem Einschlafen sorgen dafür, dass man sogar bei Hitze ruhiger schläft. Als tägliche Einnahme kann Nr. 14 Kalium bromatum mit Nr. 7 Magnesium phosphoricum oder Nr. 5 Kalium phosphoricum kombiniert werden.

Nr. 15 Kalium jodatum

Nr. 15 Kalium jodatum ist *das* Hauptmittel bei allen Schilddrüsenstörungen. Da die biochemischen Funktionsmittel im Körper immer einen Ausgleich schaffen, kann dieses Mittel trotz der Jodatum-Komponente auch bei einer Überfunktion eingesetzt werden.

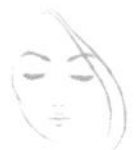

Was das Gesicht zeigt

Der Hals zeigt bei einem chronischen Bedarf an Nr. 15 Kalium jodatum eine Schwellung unterhalb des Kehlkopfes (Kropf). Das Gesicht hat einen leichten Schweißfilm und die Haut erscheint teigig. Die Augen sind oft klein. Über der Nasenwurzel zeigt sich eine Querfalte.

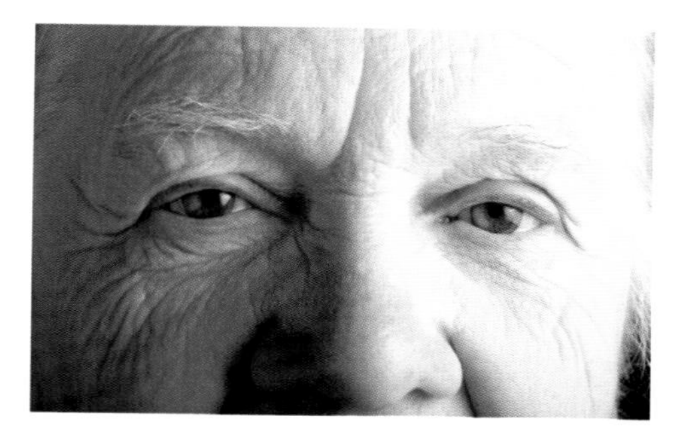

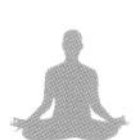

Körperliche Wirkung

Weitere Anwendungsbereiche sind: Verdauungsbeschwerden, Neuralgien, rheumatische Gelenkschmerzen, angespannte Muskulatur im Hals, Blutdruckregulation, Anregung von Hirn- und Herztätigkeit sowie Stoffwechselregulation.

Psychisch-seelische Wirkung

Fehlt dem Körper Nr. 15 Kalium jodatum, kommt es bei längeren dunklen Perioden zu depressiven Verstimmungen (Novemberdepression). Die Betroffenen zeigen eine pessimistische Grundhaltung in Verbindung mit einer starken Erregbarkeit. Sie neigen zu ständigem Zweifeln. Sie verfolgen sehr hohe Ideale und haben keine Schwierigkeiten, vollständig für die Ideen einer Partei, einer Sache oder des Partners einzustehen.

Typisch für den akuten Bedarf an Nr. 15 Kalium jodatum ist ständiges Räuspern und ein Kloßgefühl im Hals. Häufig besteht auch ein Bedürfnis, sehr tief Luft zu holen mit dem Gefühl es kommt nicht genug in der Lunge an.

Besonderheiten und Wissenswertes

Generell verschlechtert sich das Befinden unmittelbar nach dem Betreten geschlossener Räume. Hingegen verbessern Bewegung, Luft und heiße Getränke den Zustand deutlich.

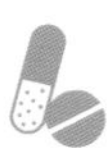

Empfohlene Einnahme

Nr. 15 Kalium jodatum kann die Schilddrüse ausbalancieren. Daher können Sie es sowohl bei der Überfunktion als auch bei der Unterfunktion sowie auch parallel zu Ihren Schilddrüsenmedikamenten einnehmen. In beiden Fällen, bei Verstopfung und den anderen oben angegebenen Symptomen reichen 10 bis 12 Pastillen täglich. Heißhunger auf Meeresfisch zeigt den akuten Mangel an Nr. 15 Kalium jodatum an. Es besteht gleichzeitig eine Abneigung gegen Fett.

Nr. 16 Lithium chloratum

Nr. 16 Lithium chloratum ist das Hauptmittel für alle Augenerkrankungen, Allergien und Gemütsverstimmungen. Es beschleunigt die Ausscheidung von Stoffwechselprodukten insbesondere beim Eiweißstoffwechsel. Es ist ein wichtiger Faktor bei der Balance des Kalium-Natrium-Austausches.

Ferner wirkt es auf Nerven und Lymphe.

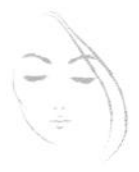

Was das Gesicht zeigt

Bei einem Mangel an Nr. 16 Lithium chloratum kann es zu vermehrtem Blinzeln, geröteten Augen und müdem Blick kommen. An den Ohren können sich Knötchen zeigen. Der Rand des Ohres, der üblicherweise eingerollt ist, ist fast glatt.

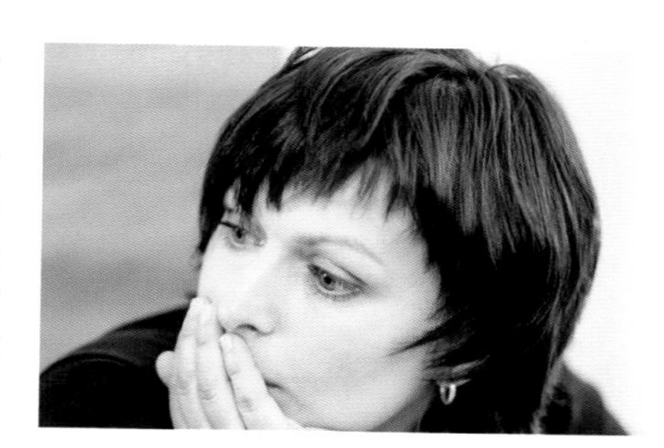

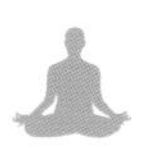

Körperliche Wirkung

Es unterstützt die Aufnahme von Vitamin B12 und Folsäure in die Zellen. Da es in der Lage ist Harnsäure zu lösen, unterstützt es die Behandlung von allen Erkrankungen des rheumatischen Formenkreises, Gelenkentzündungen und Gicht. Das Mittel wird außerdem bei Blasenproblemen, Muskelschwäche und allgemeinem Kräfteverfall angewendet. Schwindel, Kopfschmerzen, Migräne, verschwommenes Sehen und alle weiteren Sehstörungen sind Symptome, bei denen Nr. 16 Lithium chloratum gute Hilfe bieten kann.

Psychisch-seelische Wirkung

Wenn sich der Nr.-16-Lithium-chloratum-Bedarf auf der psychischen Ebene auswirkt, neigen die Betroffenen zu extremen Stimmungsschwankungen. Phasen großer Pläne und die Vorbereitungen zu deren Umsetzung wechseln sich ab mit dem Fallenlassen jeder weiteren Aktion. Das Mittel hat auch eine aggressionshemmende Wirkung. Dauerstress erhöht den Bedarf enorm. Menschen mit diesem Mangel funktionieren nur, leben jedoch nicht ihre eigenen Bedürfnisse. Wenn es einem Menschen schwerfällt, feste Bindungen einzugehen, ist an Nr. 16 Lithium chloratum zu denken.

Ein weiteres Zeichen eines Bedarfs auf der psychischen Ebene ist starke Erschöpfung mit Antriebslosigkeit. Auffallend ist ein sehr schlechtes Namensgedächtnis.

Besonderheiten und Wissenswertes

Beschwerden, die mit Nr. 16 Lithium chloratum in Verbindung stehen, werden bei (Bett-)Wärme schlimmer. Einseitige Ernährung verstärkt den Bedarf.

Bei anhaltendem Lithiummangel entwickelt sich Steifigkeit im Nacken und Rücken, insbesondere linksseitige Steifigkeit an den großen Gelenken und verdickte Fingergelenke.

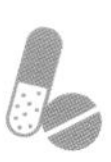

Empfohlene Einnahme

Bei Stimmungsschwankungen können Sie 8 bis 10 Pastillen täglich einnehmen, bis Sie den Eindruck haben, dass es sich stabilisiert. Bei Beschwerden im Bewegungsapparat sind 12 Pastillen täglich die richtige Dosis. Sollten Heilungsprozesse ins Stocken geraten sein oder gar nicht erst anlaufen, ist Nr. 16 Lithium chloratum der Eisbrecher, der einen deutlichen Impuls gibt. In diesem Fall werden an 4 Tagen 6 Pastillen eingenommen, 3 Tage pausiert, dann das Ganze in den folgenden 2 Wochen wiederholt. In dieser Zeit sollten keine anderen Biomineralien eingenommen werden, es sei denn, es kommt zu Symptomen, die nach einer anderen Behandlung verlangen.

Nr. 17 Mangan sulfuricum

Nr. 17 Mangan sulfuricum ist ein Spurenelement, das an vielen Vorgängen im Körper beteiligt ist. Mangan fördert die Aufnahme von Eisen und unterstützt die Blutbildung. Daher sollte es bei der Behandlung von Anämien nicht fehlen.

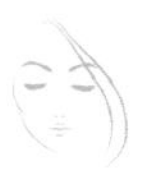

Was das Gesicht zeigt

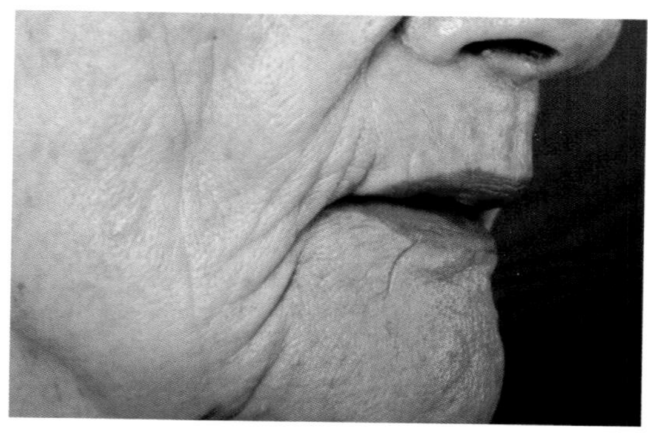

Am äußeren Augenwinkel zeigt sich ein etwa 5 mm breiter Strich, der wie ein Lidstrich aussieht. Auch um die Mundwinkel herum zeigt sich ein deutlicher brauner Fleck. Dies ist ein Zeichen von Fettstoffwechselstörungen. Bei Längsfalten an der Wange kann auf eine Eiweißstoffwechselstörung geschlossen werden. Zeigen sich an der seitlichen Wange braune Pigmentstörungen, ist dies ein Zeichen für Veränderungen im Kohlenhydratstoffwechsel.

Eingerissene Mundwinkel deuten auf eine Störung des Eisenhaushaltes hin. Alle diese Zeichen können auf einen Mangel an Nr. 17 Mangan sulfuricum hindeuten. Sollten Sie bemerken, dass sich Ihre Zähne auf einmal schmutzig verfärben, obwohl Sie eine gute Zahnhygiene betreiben, nehmen Sie eine Zeit lang Nr. 17 Mangan sulfuricum, das kann dieses Phänomen beheben.

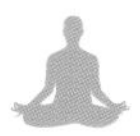

Körperliche Wirkung

Dieses Biomineral dient als Katalysator für den Cholesterin-, Kohlenhydrat- und Eiweißstoffwechsel. Sollten immer wieder Gelenkschmerzen auftauchen oder das Immunsystem zu wünschen übrig lassen, ist Nr. 17 Mangan sulfuricum das Mittel der Wahl. Es ist maßgeblich an der Bildung von Knorpelgewebe beteiligt, was es zu einem wichtigen Salz in der Antioxidanzientherapie bei Arthritis und Arthrose macht.

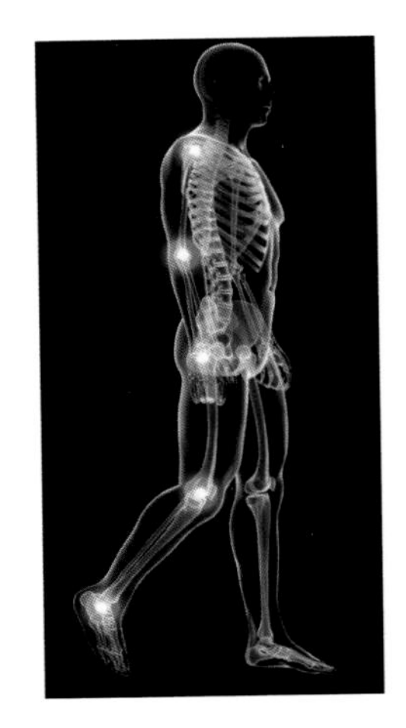

Es stärkt das Nervensystem und fördert den Glukosestoffwechsel.

Nr. 17 Mangan sulfuricum unterstützt die Mikrozirkulation in den kleinen Gefäßen. Bei einer Neigung zu Allergien verringert es das körpereigene Histamin.

Psychisch-seelische Wirkung

Wenn ein Mensch in unwillkürliches Lachen verfällt, kann das ein Zeichen für einen Bedarf an Nr. 17 Mangan sulfuricum sein. Plötzlich auftretende Hassattacken, im Wechsel mit einem tiefen Gefühl von Machtlosigkeit zeigen Menschen, die dieses Mittel benötigen. Sie stöhnen, ächzen und wimmern viel.

Auffallend ist auch eine fast zwanghaft erscheinende Pflichterfüllung. Einmal eine Zusage gemacht, hält sie nichts auf, diese auch zu erfüllen.

Mangan regt die Lern-, Merk- und Gedächtnisleistung an. In der Behandlung bei beginnender Alzheimer-Demenz zeigt dieses Mittel eine Verlangsamung des Prozesses. Es ist bewiesen, dass Alzheimer und Demenz nur in 5 % der Fälle genetisch bedingt sind. Weit häufiger ist eine Vorgeschichte mit oxidativem Stress, Impfungen, Insulinresistenz und Überernährung zu finden.

Besonderheiten und Wissenswertes

Zeigt sich körperlich eine verstopfte Nase und eine belegte, nasale Stimme sollte an Nr. 17 Mangan sulfuricum gedacht werden. Auch bei Schwierigkeiten im Koordinations- und Bewegungsablauf ist dieses Funktionsmittel hilfreich.

Die verstärkte Zufuhr von Drogen, Alkohol oder Stimulanzien verstärkt den Bedarf.

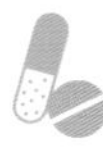

Empfohlene Einnahme

Nr. 17 Mangan sulfuricum sollte immer mal wieder zwischendurch prophylaktisch genommen werden. Es stärkt das Immunsystem. Zusammen mit Nr. 3 Ferrum phosphoricum wird es bei Fieber mit 12 bis 20 Pastillen eingesetzt. Zum Schutz und Wiederaufbau der Gelenke nehmen Sie 12 Pastillen über einen langen Zeitraum.

Nr. 18 Calcium sulfuratum

Nr. 18 Calcium sulfuratum reguliert den Glukose- und Fettstoffwechsel, insbesondere in Leber und Muskulatur. Dort hemmt es die Säurebildung und fördert den Abtransport von Stoffwechselresten.

Es ist durch den vergleichsweise hohen Anteil an Schwefel ein intensives Entgiftungsmittel.

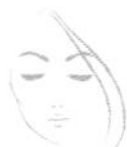

Was das Gesicht zeigt

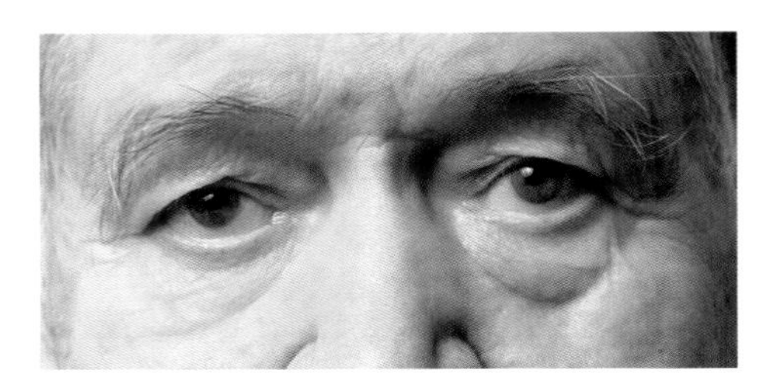

Ist Nr. 18 Calcium sulfuratum einzunehmen, zeigt sich ein- oder beidseitig am oberen inneren Augenwinkel eine deutliche Schwellung.

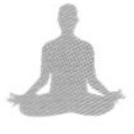

Körperliche Wirkung

Alle Anwendungen, die unter Nr. 12 Calcium sulfuricum aufgeführt sind, treffen auch hier zu. Die Wirkung ist bei diesem Salz jedoch stärker. Es dient der Schwermetallausleitung von z. B. Amalgam und wird bei schwer heilenden, zuweilen eitrigen Wunden eingesetzt. Ferner wirkt es bei Verschleimungen.

Es entlastet und beugt Arteriosklerose vor, fördert die Entgiftung und Ausleitung von schwer ausscheidbaren Substanzen, durch die es zu Übergewicht kommt.

Psychisch-seelische Wirkung

Menschen mit einem Bedarf an Nr. 18 Calcium sulfuratum sind nervös, erregt, haben eine geringe Widerstandskraft und eine verzögerte Reaktionszeit.

Psychisch zeigt sich eine Form von Größenwahn. Große Ideen verlangen nach ihrer Ausführung. Sollte das nicht realisierbar sein, reagieren diese Menschen mit einem sehr tiefen emotionalen Absturz. Sie zeigen sich streitsüchtig, eifersüchtig und vertragen keinen Widerspruch.

Teilt das Gegenüber die Meinung nicht, werten sie das als Ablehnung ihrer Person.

Besonderheiten und Wissenswertes

Betroffene haben bei lang anhaltendem Mangel Angst vor Vögeln.

Aus der Nase sondert sich zähflüssiger Schleim ab.

Auch hier gilt wieder: „Du bist, was du isst." Je höher der Säuregehalt im Körper, desto mehr greift der Betroffene zu Süßigkeiten. Dadurch kommt es zu Übergewicht.

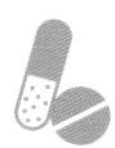

Empfohlene Einnahme

Nr. 18 Calcium sulfuratum wird nicht vorbeugend eingesetzt, sondern nur, wenn Symptome auftreten. Es wird dann mit Nr. 6 Kalium sulfuricum und Nr. 12 Calcium sulfuricum kombiniert.

Nr. 19 Cuprum arsenicosum

Nr. 19 Cuprum arsenicosum ist wesentlicher Bestandteil der am Sauerstofftransport beteiligten Enzyme. Es ist das dritthäufigste Spurenelement im Körper.

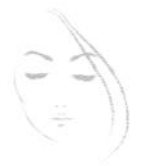

Was das Gesicht zeigt

Die Haut ist bei Nr.-19-Cuprum-arsenicosum-Mangel blass-bläulich, wirkt transparent und neigt zu Juckreiz. Der untere Augeninnenwinkel ist deutlich weiß. Eine senkrechte Einkerbung der Nasenspitze wird auch dem Mangel dieses Salzes zugeschrieben. Außerdem bildet sich viel Speichel im Mund.

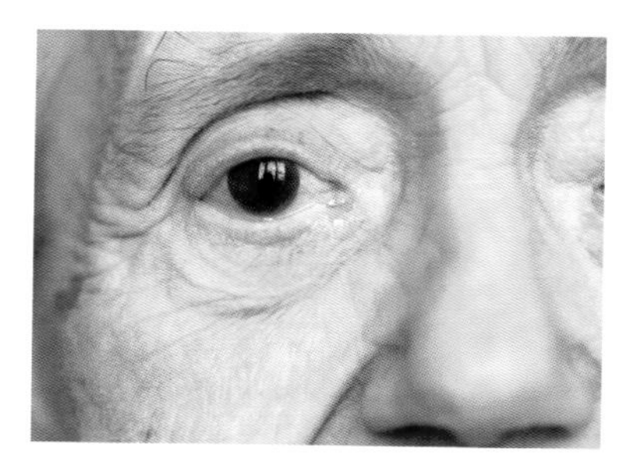

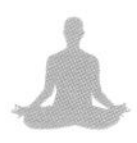

Körperliche Wirkung

Es hilft bei anhaltenden Krämpfen, Kopfschmerzen, Koliken, Neuralgien, beginnender Osteoporose und Vitiligo (Weißfleckkrankheit).

Nächtliche Krampfattacken, die beim Umherlaufen besser werden und auch Hexenschuss werden durch dieses Salz gemildert.

Wer unter einem Mangel an Nr. 19 Cuprum arsenicosum leidet, neigt im Allgemeinen zu Erkrankungen, die mit Krämpfen und Verkrampfungen einhergehen. Dazu zählen: krampfartiger Husten, Asthma, Angina Pectoris, Herzenge, Restless Legs, Morbus Raynaud („Leichenfingerkrankheit"), Koliken der Nieren, des Verdauungstraktes oder der Galle. Die Betroffenen fühlen sich immer ein wenig kalt.

Psychisch-seelische Wirkung

Fehlt es an Nr. 19 Cuprum arsenicosum, kommt es zu Schlaflosigkeit, weil der Kopf nicht abschaltet. Man findet keine Ruhe. Betroffene neigen dazu, Vorschriften und Anweisungen von Autoritäten auf den Punkt genau zu befolgen. Sie versuchen, in die Rollen ihrer Vorbilder und Ideale zu schlüpfen. Es kommt vor, dass sie sich dann auch ebenso kleiden. Darüber hinaus zeigt sich ein aus dem Nichts heraus auftauchendes Gefühl, sich verteidigen zu müssen.

Besonderheiten und Wissenswertes

Das Befinden bessert sich nach dem Genuss von kaltem Wasser und Ruhe. Auffallend ist, dass sich um Mitternacht herum und durch Hinlegen die Symptome bei Nervenschmerzen und Ischialgien verschlechtern. Die Zunge kann schmutzig braun und dick sein.

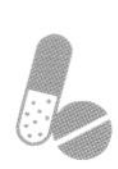

Empfohlene Einnahme

Nr. 19 Cuprum arsenicosum wird bei Störungen im Gehirn, Restless Legs oder Morbus Raynaud über einen langen Zeitraum mit 12 Pastillen eingenommen. Bei Krämpfen nehmen Sie 12 Pastillen Nr. 19 Cuprum arsenicosum zusammen mit der „Heißen 7“. Wenn nötig auch mehrmals innerhalb von 2 Stunden. Dann sollten die Schmerzen deutlich besser sein.

Nr. 20 Kalium aluminium sulfuricum

Männern ist dieses Mittel als Alaun bekannt. Es wird zur Stillung von Blutungen an Schnittwunden, die durchs Rasieren entstanden sind, verwendet.

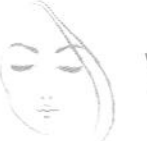

Was das Gesicht zeigt

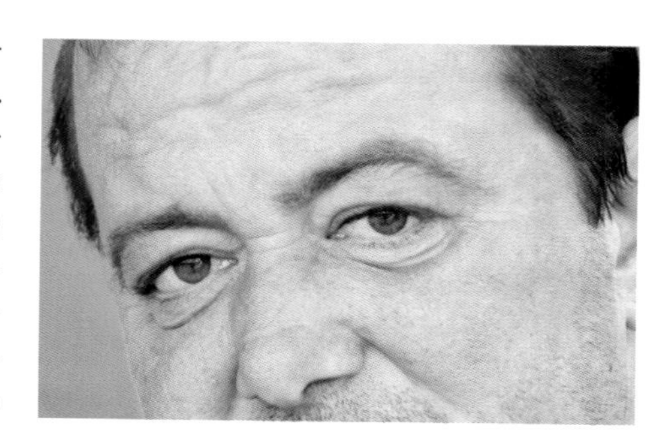

Direkt unter den Wimpern am Unterlid ist ein Hautwulst zu sehen. Der Wulst ist jedoch kein Tränensack, sondern maximal 3 mm breit. Die Farbe entspricht den Zeichen von Nr. 4 Kalium chloratum. Manchmal bilden sich Krusten an der Nase oder es sind Kratzspuren zu sehen. Die Haut erscheint trocken.

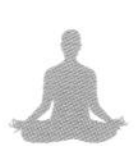

Körperliche Wirkung

Nr. 20 Kalium aluminium sulfuricum schützt die Zellen vor Wasser- und Mineralverlust durch die Regulation der Membrandurchlässigkeit. Daher ist es bei Austrocknung der Schleimhäute wie z. B. Trockenheit der Nasenschleimhäute, im Hals und in Vulva und Vagina mit einzusetzen. Dieses Mittel wirkt auf die glatte Muskulatur und die Blutgefäße entkrampfend. Dr. Schöpfwinkel empfiehlt dieses Mittel bei allen Lähmungs-, Erstarrungs- und Zerfallserkrankungen.

Kommt es zu nervösen Verdauungsbeschwerden, die sich oft als Reizdarm, Blähungskoliken oder Reizmagen äußern, verschafft dieses Mittel Linderung. Die Blähungskoliken können sich direkt links unter der Herzspitze festsetzen und Symptome verursachen, die an einen Herzinfarkt erinnern (Roemheld-Syndrom).

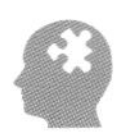

Psychisch-seelische Wirkung

Nr. 20 Kalium aluminium sulfuricum steigert die Merkfähigkeit im Alter.

Gedächtnisstörungen können erste Anzeichen einer Aluminiumbelastung im Gehirn sein. Müdigkeit und Erschöpfung zeigen sich bei diesem Mangel. Betroffene haben verlangsamte Reaktionen und neigen zu einem gestörten Urteilsvermögen. Weitere Anwendungen sind Artikulationsstörungen bis hin zum Sprachverlust und Altersdemenz.

Seelisch fühlt sich der Betroffene unterdrückt. Er hat Angst vor Identitäts- und Individualitätsverlust. Die schlimmste Vorstellung ist Kontrollverlust über den Körper und der Verlust der Willenskraft.

Besonderheiten und Wissenswertes

Da es zur Ausleitung von Aluminium geeignet ist, gewinnt dieses Salz immer mehr an Bedeutung. Die Belastung durch Aluminium, wie es in synthetischen Kosmetika, Deodorants, Alufolie, modernen Wasserreinigungsanlagen, Aluminiumbesteck und -Geschirr sowie in Impfstoffen vorkommt, wird zunehmend als eine Ursache für Alzheimer-Demenz diskutiert. Sicher gibt es noch weitere Faktoren. Alzheimerpatienten zeigen häufig eine erhöhte Konzentration an Aluminium in Verbindung mit einem Mangel an Zink und Selen im Blut.

Die Verwendung von löslichem Kaffee, aluminiumhaltiger Zahnpasta, Schmelzkäsezubereitungen und Zigarettenfiltern erhöhen den akuten Bedarf an Nr. 20 Kalium aluminium sulfuricum.

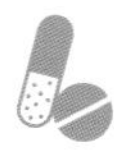

Empfohlene Einnahme

Nr. 20 Kalium aluminium sulfuricum wird bei Austrocknung und Verfallserscheinungen mit 10 bis 12 Pastillen täglich eingenommen. Wenn Sie das Austrocknen der Schleimhäute in Angriff nehmen möchten, können Sie eine Salbe auch selbst herstellen. Nehmen Sie 3 Pastillen und geben Sie 2 Tropfen Wasser dazu. Die Pastillen sollten sich etwas auflösen. Dann geben Sie 5 ml Ihrer Hautcreme dazu. Rühren Sie mit einem Zahlstocher oder dem Stil eines Löffels um und verwenden Sie die Salbe auf den ausgetrockneten Stellen.

Nr. 21 Zincum chloratum

Nr. 21 Zincum chloratum reguliert den Zinkhaushalt, der für ein intaktes Immun- und Nervensystem unbedingt ausbalanciert sein muss. Es werden ca. 200 Enzymfunktionen diskutiert, an denen Zink wesentlich beteiligt sein soll. Besonders ältere Menschen weisen oft einen erheblichen Zinkmangel auf.

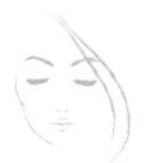

Was das Gesicht zeigt

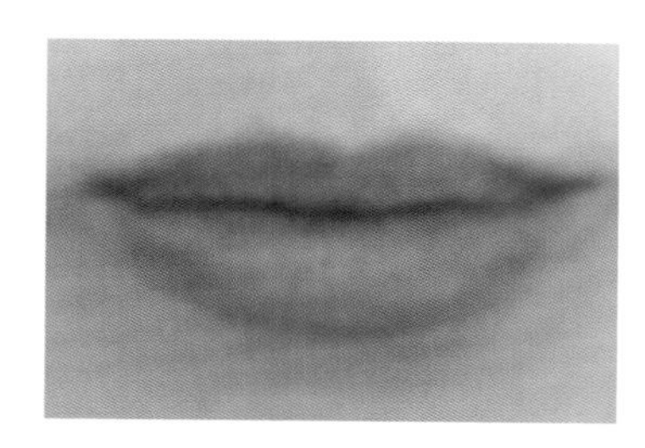

Schon bei einem leichten Mangel an Nr. 21 Zincum chloratum ist oberhalb der Oberlippe ein feiner weißer Strich deutlich zu sehen. Es erinnert an einen Milchbart. Die Nasenspitze wird nach dem Essen rot. Es kann zu Ablagerungen am unteren Augenlid kommen (Xanthelasmen).

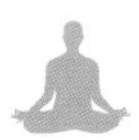

Körperliche Wirkung

Bei Diabetes Mellitus Typ 2 ist Nr. 21 Zincum chloratum ein unverzichtbares Funktionsmittel.

Nr. 21 Zincum chloratum sorgt für einen Ausgleich des Säure-Basen-Haushaltes, ist wichtig bei Allergien und normalisiert den Stoffwechsel. Außerdem wird es zur Ausleitung von Schwermetallen angewendet.

Wer unter Haarausfall oder Nagelwachstumsstörungen leidet und weiße Flecken auf den Nägeln hat, sollte auf dieses Biomineral zurückgreifen.

Weitere Merkmale eines Mangels sind die Neigung zu chronischen Infektionen, verzögerte Wundheilung, heiße Fußsohlen, Geschmacks- und Geruchsstörungen sowie die Entwicklung aller degenerativen Erkrankungen.

Psychisch-seelische Wirkung

Zinkmangel reizt das gesamte Nervensystem. Fehlt es im Organismus, kommt es zu nervöser Empfindlichkeit, Schwäche bis hin zur Auszehrung, Hyperaktivität und auffallender Aggressivität. Aber auch Lethargie kann auf Zinkmangel zurückgeführt werden.

Die Einnahme von Nr. 21 Zincum chloratum stärkt die Funktionen aller Sinne. Gesprochenes wird bei Zinkmangel als Lärm empfunden. Der Betroffene wiederholt Teile des Gesagten, weil ihm durch die Empfindlichkeit die Differenzierung der Worte verloren geht. So entwickelt sich auch eine Abneigung gegen Unterhaltungen. Er neigt zu Fantasien, die ihm Angst machen. Das Gemüt schlägt zwischen Mittag und Abend um.

Schuldgefühle, die so weit gehen, dass man glaubt, ein Verbrechen begangen zu haben, sind ein weiteres Zeichen von Nr. 21 Zincum chloratum. Geld und ein untadeliges Äußeres sind dem Betroffenen sehr wichtig.

Besonderheiten und Wissenswertes

Der Nr.-21-Zincum-chloratum-Bedarf zeigt sich an unwillkürlichen Bewegungen. Diese Menschen können nicht still sitzen. Sie sind immer in Bewegung.

Wer unter einer Schwermetallbelastung leidet (z. B. Blei, Cadmium, Quecksilber), braucht nicht nur Nr. 21 Zincum chloratum zur Ausleitung, es wird in diesem Zustand auch vermehrt verbraucht. Beim Fasten, häufigen Saunabesuchen, Ernährung mit

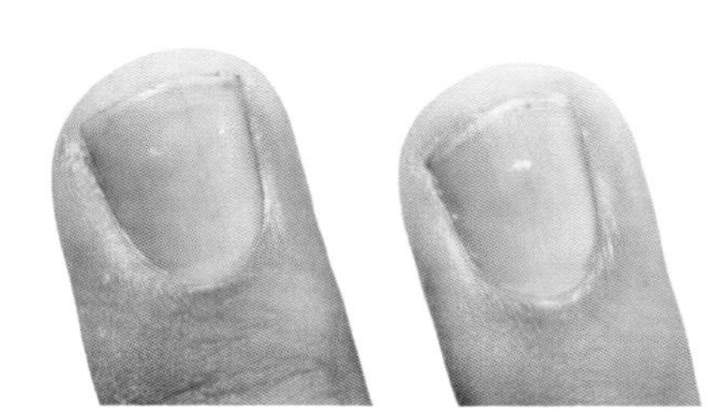

Fast Food und Alkoholkonsum sollte mit Nr. 21 Zincum chloratum substituiert werden.

Schmerzen, die in Verbindung mit einem erhöhten Bedarf an Nr. 21 Zincum chloratum in Verbindung zu bringen sind, verlaufen diagonal. (z. B. linke Schulter, rechte Hüfte). Die Fingernägel zeigen deutliche Längsrillen und/oder weiße Flecken, die aus dem Nagelbett herauswachsen. Die Hände neigen zum Zittern.

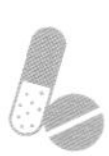

Empfohlene Einnahme

Zink wird im täglichen Leben in der Regel mehr verbraucht, als es durch die Nahrung zugeführt wird. Nr. 21 Zincum chloratum ist eines der Mittel, das immer wieder als Kur zum Einsatz kommen sollte. Nehmen Sie jeweils 6 Wochen 12 Pastillen und machen Sie dann wieder 6 Wochen Pause. Bei den entsprechenden Zeichen im Gesicht nehmen Sie 10 Pastillen täglich, bis die Zeichen nicht mehr erkennbar sind.

Nr. 22 Calcium carbonicum

Nr. 22 Calcium carbonicum Mittel stabilisiert die Zellmembran und regelt die Impulsübertragung von Nerven und Muskeln.

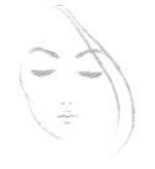

Was das Gesicht zeigt

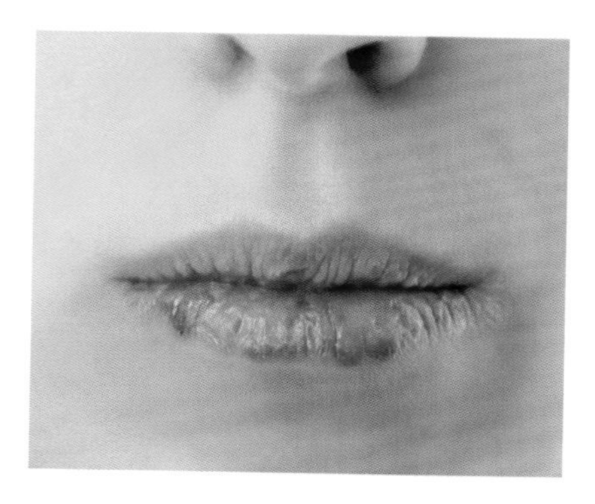

Die Lippen sind im akuten Bedarfsfall blutig und rissig. Besteht der Mangel bereits länger, ist die Gesichtshaut grobporig, aufgedunsen und sehr weiß. Besteht ein chronischer Bedarf an Nr. 22 Calcium carbonicum, entsteht ein Herzkäppchen über dem Auge. Von der Pupillenlinie bis zum äußeren unteren Augenwinkel zieht sich das Oberlid diagonal schlapp über das Auge. Ist es im

Alter sehr ausgeprägt, könnte dadurch sogar das Auge beim Öffnen beeinträchtigt werden.

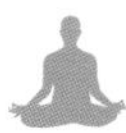

Körperliche Wirkung

Nr. 22 Calcium carbonicum ist wichtiger Bestandteil der Zähne und Knochen und wirkt daher bei allen Bildungsstörungen wie Kieferknochenschwund, Osteoporose oder Zahnverfall.

Bei Entzündungen werden Haut und Schleimhaut durch dieses Mineral geschützt, die Lymphe entgiftet.

Fehlt dieses Funktionsmittel, neigt der Körper zu chronischer Katarrh, Verdauungsbeschwerden oder chronischen Hautveränderungen.

Psychisch-seelische Wirkung

Sollten Sie sich erschöpft fühlen, sich möglicherweise sogar in ein Burn-out manövriert haben, ist Nr. 22 Calcium carbonicum das richtige Mittel, um sie wieder aufzubauen. Der Schlaf reicht nicht aus und ist nicht erholsam.

Menschen mit Nr.-22-Calcium-carbonicum-Mangel sind eigensinnig, unflexibel und dickköpfig. Sie werden argwöhnisch und misstrauen anderen, wenn sie angeschaut werden. Ihr Selbstbild ist klein, schutzbedürftig und schwach und sie achten nicht auf sich. Wechselnde Lebensumstände sind ihnen ein Gräuel, da dies ihr Sicherheitsbedürfnis stört.

Besonderheiten und Wissenswertes

Ist der Mangel ausgeprägt, besteht Heißhunger auf extravagante Speisekombinationen. Der Wunsch nach rohen Kartoffeln oder Leberwurst mit Nussnugatcreme ist keine Seltenheit. Auch Speiseeis, Fisch, Stärkehaltiges, Süßigkeiten oder Salziges – am besten alles gleichzeitig – stehen auf dem Plan der Gelüste.

Betroffene neigen zum Zähneknirschen und sind nachts gegen 3 Uhr schlaflos. Sie haben Albträume von Krankheit, Tod, Mord und Leichen.

Ferner kann Höhenangst ein Zeichen des Bedarfs an Nr. 22 Calcium carbonicum sein.

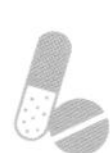

Empfohlene Einnahme

Nr. 22 Calcium carbonicum ist ein Hauptmittel für Menschen über 50, denn es beugt ähnlich wie Nr. 11 Silicea Alterserscheinungen vor. Wie bei den anderen Ergänzungsmitteln auch sollte dieses Salz als Kur immer wieder genommen werden. Es lässt sich sehr gut mit Nr. 1 Calcium fluoratum und Nr. 11 Silicea zum Erhalt der Knochendichte und Hirnfunktion kombinieren.

Nr. 23 Natrium bicarbonicum

Nr. 23 Natrium bicarbonicum ist das wichtigste Mittel bei Übersäuerung und allen damit in Verbindung stehenden Erkrankungen.

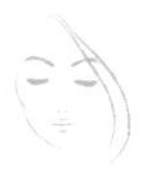

Was das Gesicht zeigt

Besteht der Bedarf an Nr. 23 Natrium bicarbonicum bereits länger, zeigen sich im Gesicht wulstige Wangen an den Nasolabialfalten („Platzbacken") oft begleitet durch eine Rötung in diesem Bereich. Für Menschen mit wasserblauen Augen ist dieses Salz wie ein Konstitutionsmittel.

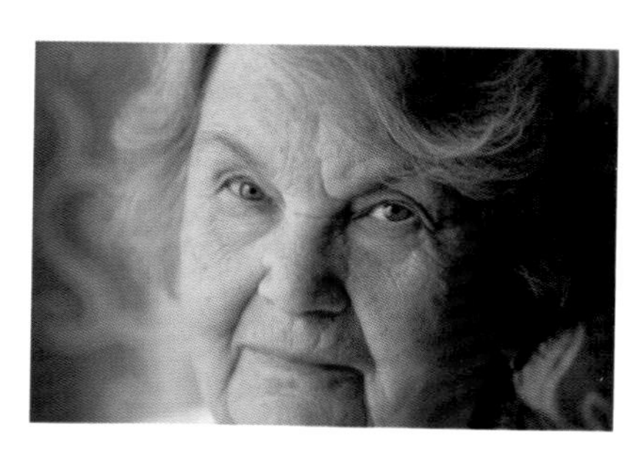

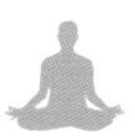

Körperliche Wirkung

Es dient der Aktivierung des Stoffwechsels durch die Ammoniakentgiftung der Leber, spült das Bindegewebe durch und reguliert den im Pankreassaft enthaltenen Bicarbonanteil. Im Magen dient es zur Pufferung der Salzsäure. Auch bei anderen Verdauungsstörungen wie Durchfällen, Gallenbeschwerden, Reizmagen, aber auch bei Übergewicht ist dieses Funktionsmittel angezeigt. Kommt es nach dem Genuss von Kaffee, Milch oder Sahne zu breiigen Durchfällen, kann Nr. 23 Natrium bicarbonicum Abhilfe schaffen.

Überschüssige Säuren sind die Hauptursache für Entzündungen, Arthritis, Gicht, Rheuma und viele andere Erkrankungen. Bei Immunschwäche und Neigung zu Entzündungen sollte daher an Nr. 23 Natrium bicarbonicum gedacht werden.

Psychisch-seelische Wirkung

Menschen, die zurückgezogen sind und ein schwaches Gedächtnis haben, leiden unter Umständen an einem Nr.-23-Natrium-bicarbonicum-Mangel. Wenn sie ängstlich oder melancholisch sind, ist das eigentlich eher ein Ausdruck von Langeweile. Sie zeigen ein Defizit an Selbstvertrauen, sind unfähig zu geistiger Arbeit, haben eine deutliche Ablehnung gegenüber bestimmten Menschen oder Menschengruppen.

Es fällt ihnen schwer, Abläufe und Ideen zu entwickeln, selbst wenn sie sich Listen zum Abhaken erstellen.

In der Beziehung suchen diese Menschen den Partner fürs Leben. Das betrifft auch Beziehungen zu den Kindern. Sollte eine Beziehung in die Brüche gehen, bzw. die Kinder entscheiden sich dafür, eigene Wege zu gehen, leiden sie sehr. Um dem zu entgehen, neigen sie in dem Fall dazu, sich in die Arbeit zu stürzen. Die Einnahme von Nr. 23 Natrium bicarbonicum kann ihnen dabei helfen, die Gefühle wahrzunehmen, anstatt sie zu verdrängen.

Besonderheiten und Wissenswertes

Eine der Besonderheiten von Nr. 23 Natrium bicarbonicum ist, dass Musik zum Weinen bringt.

Die Atmung spielt bei diesem Salz eine wichtige Rolle. Wenn darauf geachtet wird, dass tief in den Bauch eingeatmet und auch genauso tief wieder ausgeatmet wird, kann Kohlensäure aus dem Blut ausgeleitet werden. Dass Sie nicht genug atmen, merken Sie zum Beispiel an: Mattigkeit, allgemeinem Kältegefühl, Schlappheit, Schwäche oder einem vermehrten Atembedürfnis.

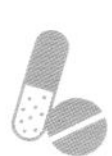

Empfohlene Einnahme

Wenn Sie wasserblaue Augen haben, sollten Sie dieses Nr. 23 Natrium bicarbonicum immer wieder für 6 bis 8 Wochen einnehmen, 6 Wochen pausieren und dann wieder starten. Neigen Sie zu Rheuma oder Gicht, dann kann Nr. 23 Natrium bicarbonicum mit einer langzeitigen Einnahme Linderung verschaffen.

Nr. 24 Arsenum jodatum

Auch Nr. 24 Arsenum jodatum ist durch die Verbindung von Jod und Arsen der „Superreiniger" der Funktionsmittel.

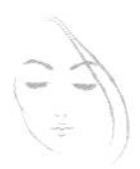

Was das Gesicht zeigt

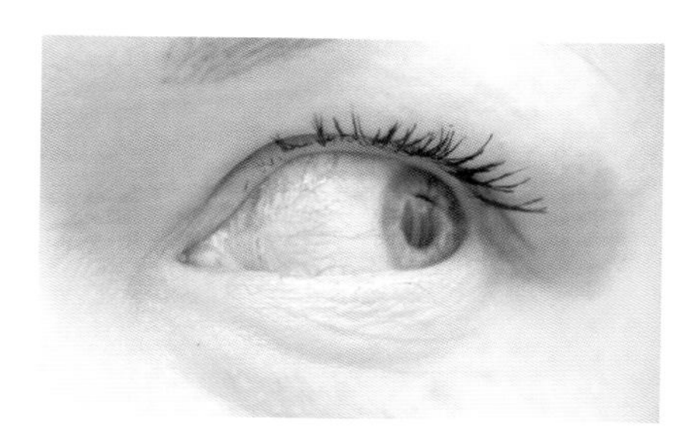

Zeigen sich ein doppelter Lippenrand (Wulst entlang des Lippenrots), gerötete Augen oder Bartekzeme bei Männern, ist an Nr. 24 Arsenum jodatum zu denken.

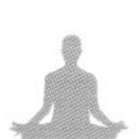

Körperliche Wirkung

Nr. 24 Arsenum jodatum ist ein Akutsalz bei Allergien. Es wirkt umstimmend und ist ein gutes Mittel zur Einleitung einer Desensibilisierung. Dieses Biomineral wird auch bei langwierigen Lungenerkrankungen, nässenden Ausschlägen und Schwächezuständen eingesetzt.

Diese Substanz ist auch Bestandteil der Knorpelmasse und sollte unbedingt bei Knorpelschäden und rheumatischen Beschwerden eingesetzt werden.

Psychisch-seelische Wirkung

Nr. 24 Arsenum jodatum ist ein Mittel der physischen Angst. Wenn Angst lähmt und sich Hände und Füße wie eingeschlafen anfühlen, sollte es genommen werden. Menschen mit dem Bedarf an Nr. 24 Arsenum jodatum fühlen sich betrogen, enttäuscht und gottverlassen. Ihre Angst ist es, in der Allgemeinheit unterzugehen. Um das zu vermeiden, zeigen sie auffälliges Verhalten, das dazu dient, bemerkt zu werden.

Besonderheiten und Wissenswertes

Störungen, die in Verbindung mit Nr. 24 Arsenum jodatum stehen, treten vorwiegen rechtsseitig auf. Die Betroffenen haben den Wunsch sich zu bewegen, es geht ihnen jedoch danach immer schlechter. Sie scheinen hungrig zu sein, jedoch wird Nahrung verweigert. Sie haben großen Durst auf Wasser, jedoch wird dieses direkt wieder erbrochen.

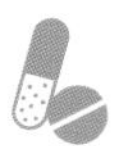

Empfohlene Einnahme

Nr. 24 Arsenum jodatum ist bei Allergien ein Akutmittel. Neigen Sie zu Allergien, dann beginnen Sie mit der Einnahme bereits vor der Saison mit 9 Pastillen täglich. Sollten Sie wieder auf Bäume Gräser, Büsche oder bestimmte Lebensmittel reagieren, nehmen Sie alle 5 Minuten eine Pastille, bis Sie eine deutliche Besserung spüren. Neigen Sie zu Knorpelschäden, nehmen Sie dauerhaft 12 Pastillen, am besten zusammen mit Nr. 8 Natrium chloratum.

Nr. 25 Aurum chloratum natronatum

Nr. 25 Aurum chloratum natronatum ist ein Mittel mit vielen Aspekten in Bezug auf Frauenleiden. Es ist das perfekte Mittel zur Begleitung der Symptome, unter denen viele Frauen während der Wechseljahre leiden.

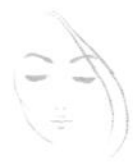

Was das Gesicht zeigt

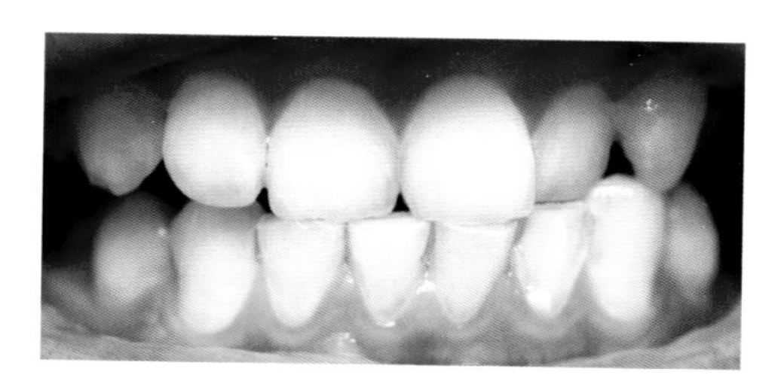

Im Gesicht zeigt sich bei einem Nr.-25-Aurum-chloratum-natronatum-Mangel ein weißer Fleck auf dem Nasensteg und schmutzig wirkende Zähne.

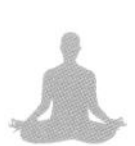

Körperliche Wirkung

Es wird unter anderem bei Hitzewallungen, Schlaflosigkeit, Endometriose, begleitend bei Vorstufen von Gebärmutterhalskrebs, Störungen an Eierstöcken und Gebärmutter oder bei Myomen eingesetzt. Generell ist es bei chronischen Erkrankungen ohne Fieber, wie rheumatischen Erkrankungen, ein Dauersalz. Sollte eine Neigung zu hohem Blutdruck bestehen, der hormonelle Ursachen hat, wirkt dieses Biomineral auch hier.

Ist der Tag-/Nachtrhythmus gestört, beispielsweise durch Schichtarbeit, Jetlag oder Menopause, reguliert Nr. 25 Aurum chloratum natronatum die Epiphyse, die für die Bildung von Melatonin zuständig ist.

Psychisch-seelische Wirkung

Wenn Nr. 25 Aurum chloratum natronatum im Organismus fehlt, kann es zum Schlafwandeln kommen. Zuweilen stöhnt der Betroffene auch viel im Schlaf.

Es ist auch ein Funktionssalz bei Gemütsverstimmungen, Zanksucht oder Jähzorn. Suizidgedanken, z. B. als Wunsch, sich aus großer Höhe in die Tiefe fallen zu lassen, oder mit dem Auto vor eine Mauer zu fahren, tauchen auf. Kritik erregt Widerspruch und Zorn.

Emotionale Prozesse oder soziale Kontakte werden gemieden. Es fehlt der Bezug zum natürlichen Rhythmus des Lebens.

Besonderheiten und Wissenswertes

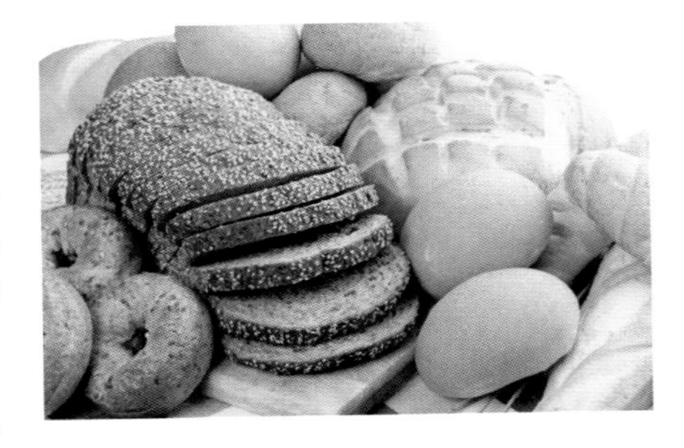

Auffallend oft ist das obere Glied des kleinen Fingers nach innen abgeknickt. Menschen mit einem Mangel haben zu wenig Bewegung und kein gutes Verhältnis zu ihrem Körper. Mondlicht, frische Luft und klassische Musik verbessern das Befinden.

Es besteht Heißhunger auf Brot, Alkohol, Feingebäck und Milch.

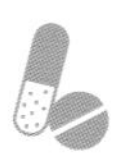

Empfohlene Einnahme

Nr. 25 Aurum chloratum natronatum verschafft Ihnen wieder einen gesunden Rhythmus. Sei es der gestörte Schlafrhythmus, Periode oder Essrhythmus: Nr. 25 Aurum chloratum natronatum kann Abhilfe schaffen. Zusammen mit einem Cocktail aus je 15 Pastillen Nr. 2 Calcium phosphoricum und Nr. 7 Magnesium phosphoricum in kochendem Wasser, nehmen Sie 12 Pastillen Nr. 25 Aurum chloratum natronatum in den Mund und lassen diese zergehen. Nehmen Sie es morgens, kommen Sie frisch in den Tag, abends sorgt es für eine entspannte Nacht.

Nr. 26 Selenium

Nr. 26 Selenium dient der Reduktion der freien Radikalen im Organismus. Es verbessert die Mikrozirkulation, beschleunigt die Bildung immunkompetenter Zellen und verbessert den Vitamintransport.

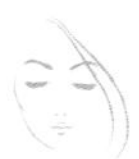

Was das Gesicht zeigt

Bei Nr.-26-Selenium-Mangel wirkt das Gesicht ölig-schmierig. An der Nasenwurzel entsteht nah am Auge am inneren Augenwinkel eine Vertiefung, die wirkt, als ob das Nasenpolster der Brille drückt. Jedoch ist diese Vertiefung näher am Augeninnenwinkel.

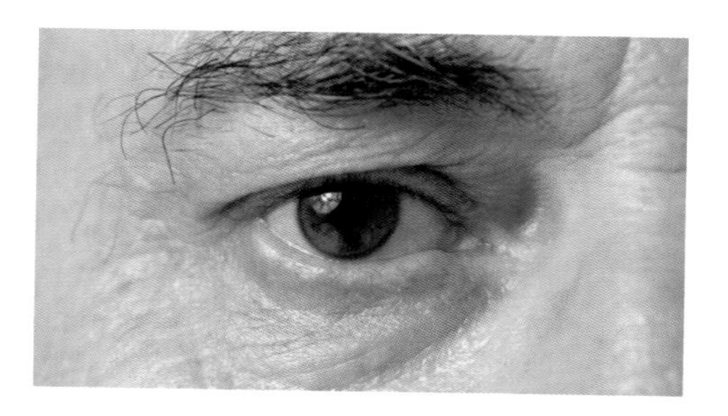

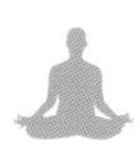

Körperliche Wirkung

Als Funktionssalz verbessert es die Aufnahme des Selens als Einzelmittel, was besonders für Krebskranke, Menschen mit schwachem Immunsystem und Sportler wichtig ist.

Nr. 26 Selenium ist ein wirksames Zellschutzmittel bei der Belastung mit radioaktiven Strahlen, krebserregenden Stoffen, Viren, Impfungen sowie bei der Ausleitung von Umweltgiften.

Es verbessert die entgiftende Arbeit der Leber. Es wirkt vorbeugend bei Thromboseneigung, Herpesanfälligkeit und Diabetes Mellitus Typ II.

Wichtig ist dieses Salz in Verbindung mit Nr. 16 Lithium chloratum bei allen Augenerkrankungen, insbesondere bei Netzhaut- und Iriserkrankungen.

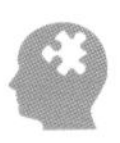

Psychisch-seelische Wirkung

Nr.-26-Selenium-Mangel macht sich auch durch Artikulationsstörungen, mentale Erschöpfung, Nervenschwäche oder Depressionen bemerkbar. Betroffene nutzen Fremdworte im falschen Zusammenhang oder neigen zum Stottern. Oft zeigen Menschen mit Selenmangel Desinteresse und sind unsensibel gegenüber den Abläufen ihrer Umwelt.

Besonderheiten und Wissenswertes

Beschwerden, die in Verbindung mit Nr. 26 Selenium Mangel stehen, treten häufig nachmittags und nach dem Genuss süßer Speisen und Getränke auf. Der Genuss von Tee verursacht Zahnschmerzen.

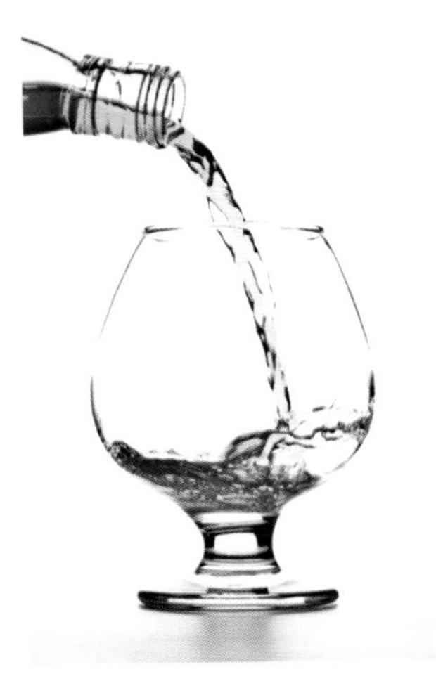

Die Betroffenen sind gegen Abend oft geschwätzig und bis Mitternacht schlaflos oder träumen von Quälerei und Missbrauch. Dinge die tagsüber auf der Arbeit vergessen wurden, fallen nachts wieder ein.

Sie bekommen nachts Hunger und haben Heißhunger auf Cognac und scharfe Alkoholika.

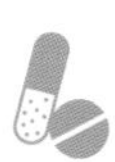

Empfohlene Einnahme

Leiden Sie unter Diabetes oder Abwehrschwäche, nehmen Sie 10 Pastillen Nr. 26 Selenium. Durch den Winter hindurch kann es Sie zusammen mit Nr. 10 Natrium sulfuricum vor einer Grippe bewahren.

Nr. 27 Kalium bichromicum

Nr. 27 Kalium bichromicum ist ein Mittel für Sportler, für Menschen, die mit nicht ausheilenden Schleimhautstörungen kämpfen, und für die Regulation des Cholesterinstoffwechsels. Zusätzlich reguliert es den Kohlenhydrat-, Eiweiß-, Fett- und Purinstoffwechsel.

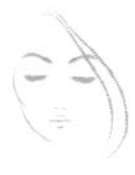

Was das Gesicht zeigt

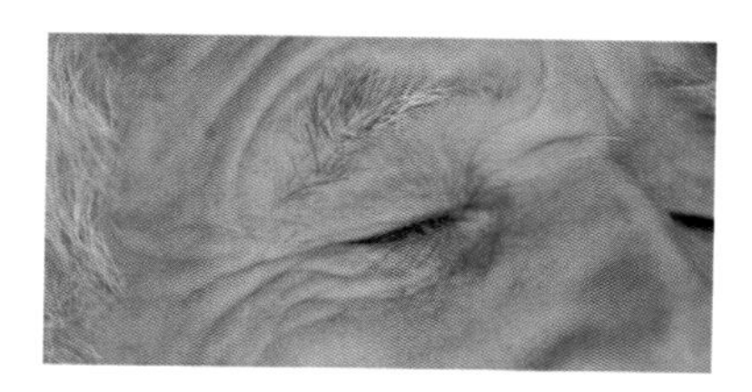

Der Nr.-27-Kalium-bichronicum-Bedarf zeigt sich im Gesicht an senkrechten Fältchen am Oberlid sowie an Xanthelasmen (Fetteinlagerungen) um das Auge.

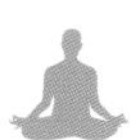

Körperliche Wirkung

Es fördert die Aufnahme von Eisen und reguliert so die Blutbildung bei Eisenmangelanämie. Ferner wird es bei cholesterinbedingter Arteriosklerose eingesetzt.

Da Nr. 27 Kalium bichromicum Einfluss auf den Hunger-satt-Mechanismus ausübt, kann es als Essbremse eingesetzt werden. Zusätzlich wird durch dieses Funktionssalz Körperfett in Muskelmasse umgebaut.

Hinweise auf einen Mangel an Nr. 27 Kalium bichromicum können Sehstörungen mit Kopfschmerzen, latente Sehminderung, verändertes Farbempfinden und Lichtempfindlichkeit sein.

Durch die befeuchtende Wirkung auf die Schleimhäute sollte es auch bei Scheidentrockenheit verwendet werden.

Psychisch-seelische Wirkung

Menschen mit einem Mangel an Nr. 27 Kalium bichromicum wirken oft düster, leicht reizbar und übellaunig. Emotional wirken diese Menschen wie in einer Blase, die man nicht lösen kann. Diese Menschen leben in ihrer kleinen Welt. Alles was ihre Ordnung durchkreuzt, irritiert sie zutiefst. Das Leben verläuft nach einem festen Plan, sogar die Sexualität folgt anscheinend einem Stundenplan. Meist sind die Betroffenen Einzelgänger. Wenn man sie fragt, ob man ihnen helfen kann, sagen sie kategorisch sie hätten keine Probleme.

Besonderheiten und Wissenswertes

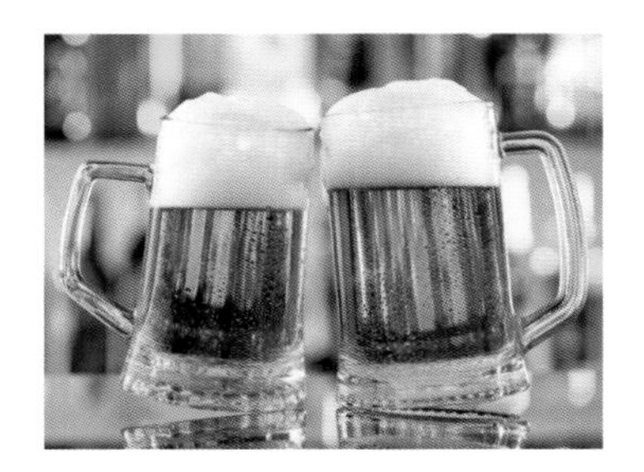

Beschwerden, die in Zusammenhang mit dem Nr.-27-Kalium-bichromicum-Mangel stehen, treten gegen 9 Uhr morgens auf und halten bis zum Nachmittag an. Bei einer starken Schläfrigkeit nach dem Essen sollten Sie an Nr. 27 Kalium bichromicum denken. Bereits eine einmalige Einnahme kann den Zustand deutlich verändern.

Es besteht ein gesteigertes Verlangen nach Bier und sauren Getränken.

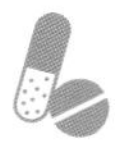

Empfohlene Einnahme

Dieses Mittel sollte nicht zu Beginn einer Erkältung eingesetzt werden, da es diese zum „Kochen“ bringt. Ist die bereits bestehende Erkältung so zähflüssig, dass der Betroffene kaum schnäuzen kann, wäre es das richtige Mittel. Für Sportler ist es ein Mittel, dass bei jeder Sportaktivität in der Trinkflasche zusammen mit Nr. 3 Ferrum phosphoricum und Nr. 7 Magnesium phosphoricum enthalten sein sollte. Zur Regulation des Cholesterinstoffwechsels nehmen Sie dauerhaft je 12 Pastillen von Nr. 27 Kalium bichromicum, Nr. 7 Magnesium phosphoricum und Nr. 9 Natrium phosphoricum. Zusätzlich sollten Kohlenhydrate (Brot, Nudeln, Reis, Kartoffeln) vermieden werden. Besonders in Verbindung mit Stress tragen sie zum Anstieg des Cholesterinspiegels bei.

Bewährte Kombinationen

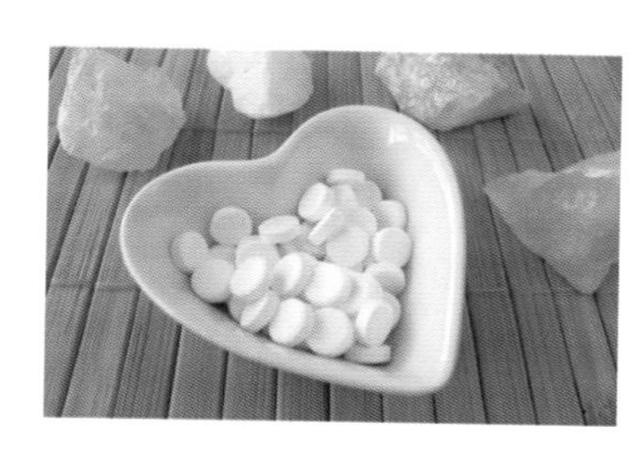

Für einige Themen finden Sie hier eine Übersicht, die Ihnen die Auswahl Ihrer Mittel erleichtert. Wählen Sie diejenigen Mittel aus, die am besten auf Sie zutreffen.

Sie haben die Möglichkeit, die Mittel als Kur einzunehmen, oder Sie treffen eine Auswahl von 3 Mitteln, die immer zusammen mit Mitteln für akute Themen kombiniert werden. Nach Möglichkeit beschränken Sie sich auf maximal 4 Hauptsalze und 3 Ergänzungsmittel.

Allgemeine Einsatzfelder	
Ältere Menschen	Nr. 1 Calcium fluoratum
	Nr. 2 Calcium phosphoricum
	Nr. 5 Kalium phosphoricum
	Nr. 11 Silicea
	Nr. 22 Calcium carbonicum
Aktivierung und Energieausgleich	Nr. 2 Calcium phosphoricum
	Nr. 5 Kalium phosphoricum
	Nr. 7 Magnesium phosphoricum
	Nr. 10 Natrium sulfuricum
Akutmittel, Schmerzmittel	Nr. 3 Ferrum phosphoricum
	Nr. 5 Kalium phosphoricum
	Nr. 7 Magnesium phosphoricum
	Nr. 19 Cuprum arsenicosum
	Nr. 21 Zincum chloratum

Augen	Nr. 1 Calcium fluoratum Nr. 14 Kalium bromatum Nr. 16 Lithium chloratum Nr. 27 Kalium bichromicum
Schönheit	Nr. 1 Calcium fluoratum Nr. 8 Natrium chloratum Nr. 9 Natrium phosphoricum Nr. 11 Silicea Nr. 22 Calcium carbonicum Nr. 23 Natrium bicarbonicum
Blutbildung	Nr. 2 Calcium phosphoricum Nr. 5 Kalium phosphoricum Nr. 8 Natrium chloratum Nr. 17 Mangan sulfuricum Nr. 19 Cuprum arsenicosum Nr. 20 Kalium aluminium sulfuricum
Entschlackung, Entgiftung	Nr. 4 Kalium chloratum Nr. 6 Kalium sulfuricum Nr. 8 Natrium chloratum Nr. 9 Natrium phosphoricum Nr. 10 Natrium sulfuricum Nr. 16 Lithium chloratum Nr. 18 Calcium sulfuratum Nr. 26 Selenium

Entzündung	Nr. 3 Ferrum phosphoricum
	Nr. 15 Kalium jodatum
	Nr. 17 Mangan sulfuricum
	Nr. 19 Cuprum arsenicosum
	Nr. 21 Zincum chloratum
	Nr. 23 Natrium bicarbonicum
	Nr. 24 Arsenum jodatum
Frauenleiden	Nr. 2 Calcium phosphoricum
	Nr. 3 Ferrum phosphoricum
	Nr. 7 Magnesium phosphoricum
	Nr. 12 Calcium sulfuricum
	Nr. 25 Aurum chloratum natronatum
Haut	Nr. 1 Calcium fluoratum
	Nr. 10 Natrium sulfuricum
	Nr. 11 Silicea
	Nr. 12 Calcium sulfuricum
	Nr. 13 Kalium arsenicosum
	Nr. 18 Calcium sulfuratum
	Nr. 24 Arsenum jodatum
Knochen/Gelenke	Nr. 1 Calcium fluoratum
	Nr. 2 Calcium phosphoricum
	Nr. 7 Magnesium phosphoricum
	Nr. 17 Mangan sulfuricum
	Nr. 22 Calcium carbonicum

Lymphe	Nr. 4 Kalium chloratum Nr. 9 Natrium phosphoricum Nr. 11 Silicea Nr. 16 Lithium chloratum Nr. 22 Calcium carbonicum
Männerleiden	Nr. 14 Kalium bromatum Nr. 15 Kalium jodatum Nr. 26 Selenium
Niere, Blase	Nr. 8 Natrium chloratum Nr. 9 Natrium phosphoricum Nr. 10 Natrium sulfuricum Nr. 12 Calcium sulfuricum Nr. 13 Kalium arsenicosum Nr. 19 Cuprum arsenicosum Nr. 23 Natrium bicarbonicum Nr. 27 Kalium bichromicum
Säure-Basen-Ausgleich	Nr. 7 Magnesium phosphoricum Nr. 9 Natrium phosphoricum Nr. 21 Zincum chloratum Nr. 23 Natrium bicarbonicum

Schleimhaut	Nr. 3 Ferrum phosphoricum
	Nr. 4 Kalium chloratum
	Nr. 8 Natrium chloratum
	Nr. 12 Calcium sulfuricum
	Nr. 13 Kalium arsenicosum
	Nr. 18 Calcium sulfuratum
	Nr. 22 Calcium carbonicum
	Nr. 24 Arsenum jodatum
	Nr. 27 Kalium bichromicum
Schlaf	Nr. 2 Calcium phosphoricum
	Nr. 5 Kalium phosphoricum
	Nr. 7 Magnesium phosphoricum
	Nr. 13 Kalium arsenicosum
	Nr. 14 Kalium bromatum
	Nr. 16 Lithium chloratum
	Nr. 21 Zincum chloratum
	Nr. 25 Aurum chloratum natronatum
Sport	Nr. 3 Ferrum phosphoricum
	Nr. 6 Kalium sulfuricum
	Nr. 7 Magnesium phosphoricum
	Nr. 9 Natrium phosphoricum
	Nr. 19 Cuprum arsenicosum
	Nr. 27 Kalium bichromicum

Stoffwechsel	Nr. 7 Magnesium phosphoricum Nr. 9 Natrium phosphoricum Nr. 10 Natrium sulfuricum Nr. 12 Calcium sulfuricum Nr. 13 Kalium arsenicosum Nr. 15 Kalium jodatum Nr. 16 Lithium chloratum Nr. 17 Mangan sulfuricum Nr. 21 Zincum chloratum Nr. 23 Natrium bicarbonicum Nr. 24 Arsenum jodatum Nr. 26 Selenium Nr. 27 Kalium bichromicum
Zähne	Nr. 1 Calcium fluoratum Nr. 2 Calcium phosphoricum Nr. 7 Magnesium phosphoricum Nr. 11 Silicea Nr. 17 Mangan sulfuricum Nr. 22 Calcium carbonicum Nr. 25 Aurum chloratum natronatum
Zahnfleisch	Nr. 1 Calcium fluoratum Nr. 3 Ferrum phosphoricum Nr. 4 Kalium chloratum Nr. 5 Kalium phosphoricum Nr. 22 Calcium carbonicum

5.

Ausgewählte allgemeine Erkrankungen

Ausgewählte allgemeine Erkrankungen

Wie vorher schon erwähnt, sagte Einstein einmal: Ein Problem kann nicht mit derselben Vorgehensweise gelöst werden, durch welches es entstanden ist.

Die Konsequenz dieser Aussage ist, dass Sie etwas verändern müssen, um Ihr Gesundheitsproblem zu lösen. Wenn Sie bereit sind, etwas zu verändern, können Schüßlersalze Sie dabei unterstützen.

Am einfachsten kann man wohl bei der Ernährung ansetzen. Leider kämpft man da auch mit seinem inneren Schweinehund, denn Gewohnheiten zu ändern, ist vermutlich eines der schwersten Dinge. Jedoch hilft uns unser Körper dabei. Denn ist der Leidensdruck groß genug, ist ein Mensch bereit, seine Gewohnheiten zu ändern.

Leidensdruck beginnt in der Seele. Daher sind nicht nur die Ess- und Bewegungsgewohnheiten zu prüfen. Zum Heilungsprozess gehört auch, sich zu überlegen, mit wem und wie man seine restliche Lebenszeit verbringen will. Stellen Sie sich selbst kritisch infrage, die Kinder, die Freunde, die Partnerschaften, die Familie ... Es sollte keiner und nichts bei dieser Prüfung ausgelassen werden.

Jedoch reicht es nicht aus, sich nur Gedanken zu machen. Die wirkliche Heilung kommt erst durch Ihre Handlung. Sie werden bei dieser Prüfung überrascht sein, wie viele Dinge (auch Freundschaften oder die Beziehung) man einfach aus der Gewohnheit heraus praktiziert. Wenn Sie genauer in sich hineinfühlen, denken Sie bei manchen Verabredungen „... hoffentlich sagt er/sie ab“. Das ist ein klares Zeichen von Gewohnheit. Gewohnheit tötet. Sie sind nicht mehr achtsam, nicht mehr bewusst. Sie folgen einfach wie ein Roboter der Routine. Jede Veränderung im Leben weckt Sie auf, hält Sie lebendig. Lebendigkeit ist der Schlüssel zur Gesundheit.

Wenn der Körper Symptome zeigt, besteht aus Sicht der biochemischen Lehre ein deutliches Ungleichgewicht zwischen dem vorhandenen Bestand an Mineralstoffen und dem Bedarf. Bei vielen Erkrankungen, egal ob chronisch oder akut, muss man nicht gleich zur chemischen Keule greifen. Antibiotika, Schmerzmittel und Cortison heilen nicht aus, sondern heilen ein.

Das bedeutet, diese Mittel behandeln nicht die Ursache, sondern nur die Symptomatik, häufig mit vielen Nebenwirkungen. Sicher gibt es zunächst Erleichterung. Häufig ist man aber nach der Einnahme dieser Mittel anfälliger oder es zeigt sich schon bald der nächste dysfunktionale Körperbereich. Mit Schüßlersalzen kann man sehr vieles ursächlich erfolgreich behandeln, ohne Nebenwirkungen.

Durch die Gabe der Biomineralien werden die Mineralstoffdepots des Körpers wieder gefüllt. So wird ihm die Möglichkeit gegeben, genug Kraft zu entwickeln, um sich selbst zu heilen. Im nächsten Kapitel werden alltägliche Symptome beschrieben und Vorschläge für die schnelle Hilfe mit Schüßlersalzen gegeben.

Die Erkrankungen sind alphabetisch geordnet.

Die Pastillen sollten grundsätzlich im Mund zergehen, da sie so die größte Wirkung erzielen. Nur wenn es ausdrücklich beschrieben ist, sollten Sie die Salze trinken oder als Salbe verwenden.

Unter „Das kann Ihnen helfen“ finden Sie die Liste der empfohlenen Schüßlersalze. Wenn Sie sich die Salze nicht nur zuführen und sie konsumieren, sondern sich bei der Einnahme vorstellen, wie die Mineralien durch die Schleimhäute in alle Richtungen in Ihrem Körper verteilt werden, erhöht sich die Wirkung erheblich. An ihren Bestimmungsorten angekommen, verrichten sie ihre Arbeit sehr wirkungsvoll. Sie werden von der Zelle aufgenommen, die Frequenz der Zelle erhöht sich. Sie können förmlich spüren, wie sich die Zellen durch die Einnahme entgiften, entschlacken, erholen und verjüngen. Das ist die richtige innere Haltung und Energie, mit der die Schüßlersalze genommen werden sollten.

Wenn keine Dosierungen unter „Das kann Ihnen helfen“ angegeben sind, gelten die Dosierungen von Seite 39.

Grundsätzlich gilt für die Selbstmedikation mit Schüßlersalzen:
Wenn die akuten Symptome innerhalb von 3 Tagen nicht deutlich gelindert sind oder sich rasant verstärken, holen Sie unbedingt Rat bei einem Heilpraktiker oder Arzt ein.

Abwehrschwäche

Wer unter Abwehrschwäche leidet, hat die Neigung, fast jeden vorbeifliegenden Keim in seinen Körper einzuladen und daran zu erkranken. Die Betroffenen fühlen sich nie richtig gesund. Nach einer durchgemachten Erkrankung kommt nach einer kleinen Verschnaufpause bereits die Nächste.

Die Bereitschaft für Erkrankungen entwickelt der Körper aus einer generellen Übersäuerung des Organismus heraus. Wenn die Schleimhäute bei einer Erkrankung Schleim absondern, ist das eine Art Entgiftungsreaktion. Das ist derzeit das Ventil, das dem Körper zur Verfügung steht, um seine Gifte, Schlacken und Säuren zu entlassen. Ebenso ist Durchfall eine Entlastungsreaktion des Körpers. In so kurzer Zeit kann der Körper selten so viel Altlasten hinauswerfen.

Da Übersäuerung zu 90 % die wirkliche Ursache der Störung ist, muss unbedingt der Säurepegel herabgesetzt werden. Zum einen erreicht man das mit basischen Substituten wie Natron, Basenmitteln und basischen Bädern, zum anderen leisten hier die Schüßlersalze besonders gute Dienste.

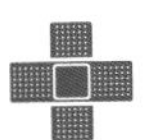

Das kann Ihnen helfen

Der Aufbau des Immunsystems verläuft in mehreren Phasen.

1. Trinken Sie mindestens 3 Liter klares reines Wasser ohne Kohlensäure für die gesamte Zeit der Entgiftung.

2. Prüfen Sie Ihre Ernährung. 5 Sorten frisches Obst, 5 Sorten frisches Gemüse und ein Apfel – alles am besten aus biologischem Anbau – sollten täglich auf dem Speiseplan stehen. Dazu wenig Getreide, keine zuckerhaltigen Getränke oder Lebensmittel und kein Alkohol.

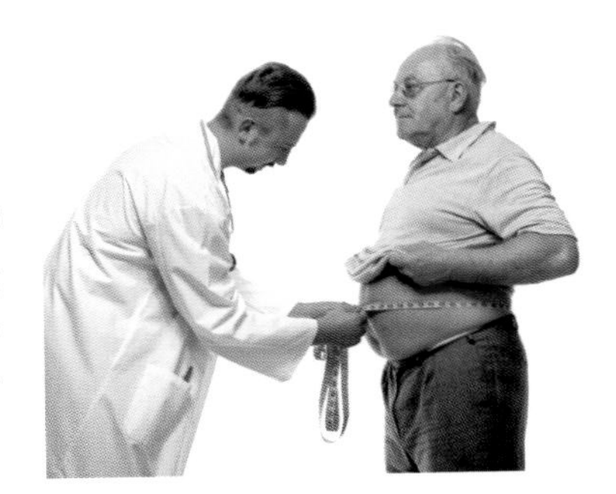

3. Gehen Sie mindestens 5-mal pro Woche 5.000 Schritte an der frischen Luft.

4. Der nächste Schritt ist die Akutbehandlung der aktuellen Symptome. Hierzu wählen Sie die Mittel aus der Beschreibung der einzelnen Salze. Vergessen Sie nicht, auch Nr. 22 Calcium carbonicum in die Mischung zu geben. Es ist das Mittel der Rekonvaleszenz.

5. Wenn die akute Situation unter Kontrolle ist, beginnen Sie zu entgiften. Dabei hilft Ihnen Nr. 8 Natrium chloratum, Nr. 9 Natrium phosphoricum, Nr. 10 Natrium sulfuricum, Nr. 12 Calcium sulfuricum, Nr. 18 Calcium sulfuratum mit je 12 Tabletten. Sie nehmen diese Mischung für 21 Tage.

6. Ab dem 14. Tag nehmen Sie zusätzlich Nr. 3 Ferrum phosphoricum, Nr. 17 Mangan sulfuricum, Nr. 21 Zincum chloratum und Nr. 26 Selenium mit je 8 Pastillen.

7. Ab dem 22. Tag bis Tag 40 nehmen Sie Nr. 22 Calcium carbonicum und die unter Punkt 5 genannten Mittel mit je 10 Pastillen.

Danach sollte das Immunsystem wieder funktionieren.

Adipositas/Übergewicht/Fettleibigkeit

Das Maß für Übergewicht ist der Körper-Massen-Index (Body-Mass-Index, BMI). Er wird berechnet, indem man das Gewicht durch das Quadrat der Körpergröße in Metern teilt (kg/m^2). Ab einem Wert von BMI 25 spricht man von Übergewicht, ein Wert über 30 zeigt Adipositas.

Durch das Ungleichgewicht zwischen der zugeführten Nahrung und dem, was an Kalorien verbraucht wird, kann Übergewicht entstehen. Es kommt zu einer übermäßigen Vermehrung der Fettzellen nicht nur unter der Haut, sondern auch an den Organen. Übergewicht ist ein Symptom, das sehr viele andere nach sich zieht. Gelenkstörungen, Atemprobleme, Herzkreislaufstörungen oder Stoffwechselerkrankungen sind nur einige aus der langen Reihe der Folgeerkrankungen.

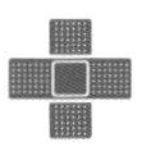

Das kann Ihnen helfen

Beginnen Sie für 3 Wochen mit der auf Seite 82 angegebenen 12er-Kur. Diese Kur kann Ihnen helfen, Entscheidungen in die Tat umzusetzen. Nach den 3 Wochen der Kuranwendung beginnen Sie dann mit Nr. 8 Natrium chloratum, Nr. 9 Natrium phosphoricum, Nr. 10 Natrium sulfuricum, Nr. 11 Silicea mit je 12 Pastillen. Nr. 22 Calcium carbonicum und Nr. 26 Selen mit je 7 Pastillen. Nr. 27 Kalium bichromicum mit 7 Pastillen. Zusätzlich trinken Sie 35 ml/kg Körpergewicht stilles Wasser und nehmen nur 3 Mahlzeiten pro Tag, überwiegend kohlenhydratfrei, zu sich.

Allergie

Eine Allergie ist eine überschießende, krankhafte Immunantwort auf bestimmte, in der Regel harmlose, Umweltstoffe. Der Körper reagiert auf von außen eingebrachte Substanzen. Als Auslöser werden verschiedene Ursachen diskutiert. Neben Umweltverschmutzung, Stress und genetischer Disposition ist auffällig, dass mit dem Anstieg der Impfungen bei Kindern und Erwachsenen sowie mit der Genmanipulation bei Nahrungsmitteln auch die Allergien sehr stark zunehmen.

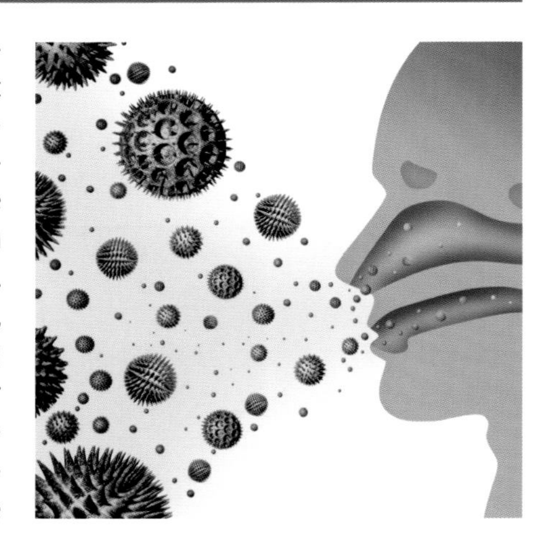

Es gibt verschiedene Formen der Allergien. Erscheinen die Symptome sofort, kann es zu einer bedrohlichen Situation in Form eines anaphylaktischen Schocks kommen. Erscheinen die Symptome unterschwellig und verstärken sich nach und nach, spricht man vom Spättyp. Diese Reaktion kann sich als Kontaktallergie oder Allergieekzem auf der Haut zeigen. Die Liste der auslösenden Stoffe ist endlos. Am häufigsten sind wohl Heuschnupfen und Tierhaarallergien.

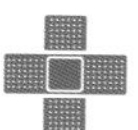

Das kann Ihnen helfen

Grundsätzlich muss der Körper von Säuren entlastet werden. Nehmen Sie Nr. 4 Kalium chloratum, Nr. 6 Kalium sulfuricum, Nr. 8 Natrium chloratum, Nr. 9 Natrium phosphoricum, Nr. 10 Natrium sulfuricum und Nr. 26 Selenium mit je 10 Pastillen, Nr. 16 Lithium chloratum, Nr. 17 Mangan sulfuricum und Nr. 24 Arsenum jodatum mit je 8 Pastillen. Letzteres ist gleichzeitig zusammen mit Nr. 3 Ferrum phosphoricum das Mittel bei akuten Störungen. Wem das zu viele Pastillen sind, der kann die Menge auch halbieren und dafür Nr. 12 Calcium sulfuricum mit 12 Pastillen als erste Einnahme nutzen.

Bindehautentzündung (Konjunktivitis)

Eine Bindehautentzündung ist eine der häufigsten Augenstörungen. Sie kann sehr unterschiedliche Ursachen haben. Diese reichen von mechanischen Ursachen über Bakterien und Viren bis hin zu Pilzen oder Parasiten. Die Symptome sind jedoch immer sehr ähnlich. Bemerken Sie bei sich beispielsweise Rötung, Brennen, tränende Augen, klebrige Ausscheidungen, geschwollene Augenlider, verschwommenes Sehen und ein Fremdkörpergefühl, haben Sie vermutlich eine Konjunktivitis.

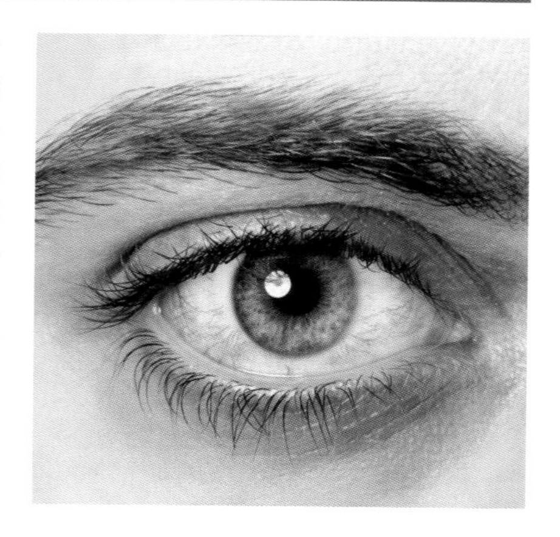

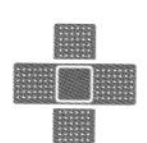

Das kann Ihnen helfen

Als Erstmaßnahme nehmen Sie großzügig Nr. 3 Ferrum phosphoricum, ≠d. h. alle 5 Minuten eine Pastille. Sollten das Auge bereits tränen, nehmen Sie zusätzlich Nr. 4 Kalium chloratum. Sollten die Symptome nach einem Tag Einnahme nicht deutlich abgeklungen sein, suchen Sie bitte einen Augenarzt auf.

Depressive Verstimmungen

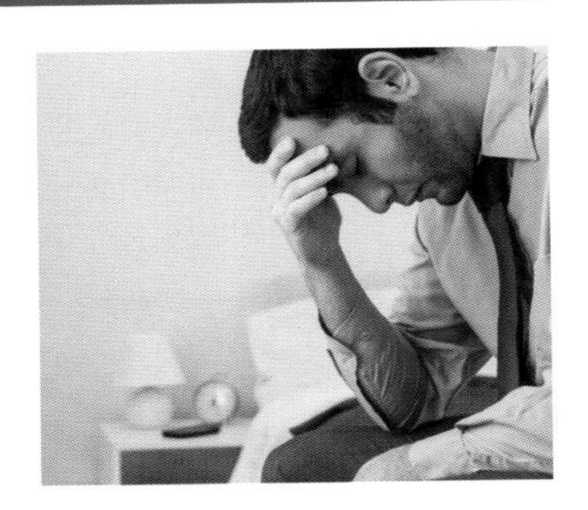

Als Depression bezeichnet man eine Befindlichkeitsstörung, die mit Niedergeschlagenheit sowie mit körperlichen und psychischen Störungen einhergeht. Auslöser einer depressiven Phase können akute oder chronisch belastende Ereignisse sein.

Frauen sind häufiger betroffen. Erbliche Vorbelastungen und wiederholtes Auftreten der Erkrankung werden diskutiert.

Es wird vermutet, dass die Wirkung der Neurotransmitter (chemische Botenstoffe, die Nervensignale weiterleiten) Serotonin und Noradrenalin im Vergleich zum gesunden Menschen verändert ist. Eine erbliche Vorbelastung spielt jedoch vermutlich eine große Rolle.

Antidepressive Medikamente entfalten ihre Wirkung, indem sie die Wirkung von Serotonin und/oder Noradrenalin im Gehirn erhöhen.

Depressionen können sich unterschiedlich zeigen.

- Die Anfälle kommen aus dem Nichts heraus. Es gibt keinen Zusammenhang zwischen dem äußeren Erleben und dem Befinden. Hier liegt vermutlich eine endogene Depression vor.
- Eine maskierte Depression ist eine ausschließlich körperlich manifestierte Erscheinungsform und selbst für Mediziner nicht leicht zu erkennen. In der Regel ist vor dem Auftreten der körperlichen Symptome eine Depression ignoriert oder weggeschoben worden. Sie hat sich dann körperlich als Schmerz manifestiert.
- Eine weitere Variante ist die reaktive Depression. Diese tritt als eine Reaktion auf einen Verlust auf. Es muss dazu kein Todesfall vorliegen. Die bloße Abwesenheit einer Person reicht unter Umständen bereits aus, um diesen Zustand herbeizuführen.

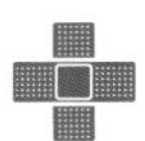

Das kann Ihnen helfen:

Nr. 5 Kalium phosphoricum mit 15 Pastillen, Nr. 6 Kalium sulfuricum mit 9 Pastillen, Nr. 11 Silicea mit 12 Pastillen, Nr. 12 Calcium sulfuricum mit 6 Pastillen, Nr. 15 Kalium jodatum mit 12 Pastillen, Nr. 22 Calcium carbonicum mit 12 Pastillen.

Durchfall (Diarrhoe)

Gelangen Krankheitserreger in den Darm, versuchen sich diese in der Schleimhaut anzusiedeln. Der Darm reagiert als Erstreaktion entzündlich. In der Folge kommt es zu einem gestörten Gleichgewicht im Wasseraustausch zwischen dem Darmhohlraum, den Zellen der Darmschleimhaut und den Blutgefäßen. Um die unerwünschten Keime wieder loszuwerden, gibt die Darmwand Wasser, Elektrolyte und Schleim in den Darm ab. Überschüssiges Wasser verflüssigt so den Darminhalt, der als Durchfall ausgeschieden wird.

Die Ursachen von Durchfall sind ebenso vielfältig wie die Farben der Ausscheidung. Neben Nahrungsmittelunverträglichkeiten, Schilddrüsenstörungen, Entgiftungsreaktionen, Medikamenten, Giften, mangelnder Hygiene oder Klimaveränderungen können auch psychosomatische Ursachen dahinterstecken. Der Dickdarm entzieht dem Nahrungsbrei hauptsächlich Wasser. Grundsätzlich ist Durchfall zwar unangenehm, jedoch in den leichteren Varianten durchaus als Entgiftung zu begrüßen, insbesondere wenn es einmalige Entleerungen sind. Nicht selten ist Durchfall eine der Erstreaktionen auf die Einnahme der Schüßlersalze. Der Körper nimmt den Impuls, der durch die Salze gesetzt wurde, dankbar auf und entlässt alles, was ihn belastet. Auch wenn der Durchfall einige Tage dauert, versuchen Sie tapfer weiterzumachen. Nicht selten verschwinden eine Vielzahl von Symptomen und auch langjährige Allergien und Unverträglichkeiten.

Sollten Sie zu Durchfall neigen, denken Sie daran, viel Wasser zu trinken und auch ausreichend Elektrolyte zuzuführen.

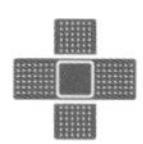

Das kann Ihnen helfen

Nr. 4 Kalium chloratum, Nr. 8 Natrium chloratum, Nr. 10 Natrium sulfuricum mit je 15 Pastillen sind die wichtigsten Mittel. Nr. 13 Kalium arsenicosum und Nr. 14 Kalium bromatum verlangsamen den Stoffwechsel.

Entzündungen aller Art

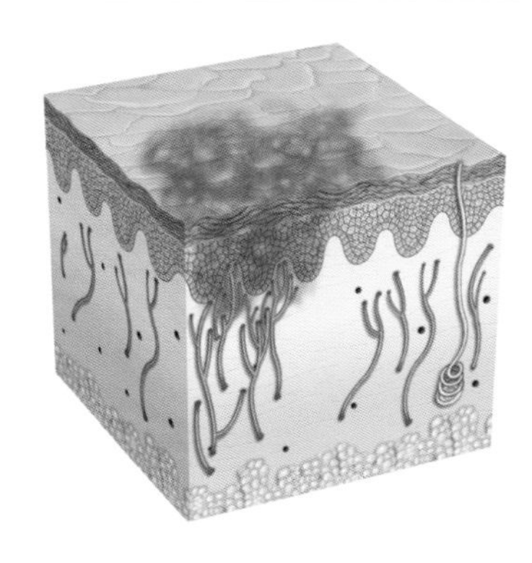

Entzündungen können in allen Gewebearten auftreten. Der lateinische Name der Erkrankung endet auf -itis. Eine Entzündung ist grundsätzlich die Reizung eines Gewebes in Phase 1 mit Hitzeentwicklung und leichtem Schmerz. In Phase 2 entwickeln sich dann auch Flüssigkeitsansammlungen und klare Ausscheidungen und Phase 3 läuft mit Gewebszerfall und gelben, zähflüssigen Ausscheidungen bis hin zum Eiter ab. Jede Phase hat sein eigenes Hauptsalz.

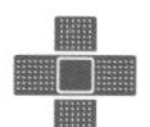

Das kann Ihnen helfen

Phase 1: Alle 5 Minuten im Wechsel je eine Pastille von Nr. 3 Ferrum phosphoricum und von Nr. 17 Mangan sulfuricum.

Phase 2: Alle 5 Minuten je eine Pastille sowohl von Nr. 3 Ferrum phosphoricum als auch von Nr. 4 Kalium chloratum und Nr. 8 Natrium chloratum.

Phase 3: Über den Tag verteilt 12 Pastillen Nr. 3 Ferrum phosphoricum, je 15 Pastillen Nr. 4 Kalium chloratum und Nr. 8 Natrium chloratum, je 8 Pastillen von Nr. 17 Mangan sulfuricum, Nr. 21 Zincum chloratum und Nr. 26 Selenium.

Bei gelb-braunen Ausscheidungen wird Nr. 6 Kalium sulfuricum und bei grünen Nr. 10 Natrium sulfuricum in die Mischung gegeben. Wenn sich die

Entzündung sehr lange hinzieht, setzen Sie zusätzlich Nr. 27 Kalium bichromicum mit 12 Pastillen ein.

Erkältung

Die Erkältung kündigt sich mit Mattigkeit, Frösteln, Kribbeln und Brennen in der Nase an. Meist entwickelt sich noch am selben Tag ein Kratzen im Hals. Am nächsten Tag fühlen Sie sich schlapp, matt im Kopf und das Krankheitsgefühl intensiviert sich. Auch hier gilt: Hält die Erkältung länger als eine Woche an oder verschlimmert sich deutlich in den ersten 3 Tagen, informieren Sie sich über weitere Möglichkeiten bei Ihrem Heilpraktiker oder Arzt.

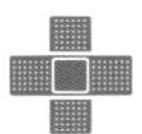

Das kann Ihnen helfen

Gleich, wenn Sie den Verdacht haben, dass Sie etwas ausbrüten, sollten Sie handeln. Nehmen Sie innerhalb einer Stunde und direkt vor dem Schlafengehen einen heißen Cocktail aus Nr. 5 Kalium phosphoricum mit 10 Pastillen, Nr. 2 Calcium phosphoricum und Nr. 7 Magnesium phosphoricum mit je 15 Pastillen und Nr. 3 Ferrum phosphoricum mit 20 Pastillen. Es ist besonders wichtig, dass Sie es sehr heiß trinken.

Trinken Sie mindestens 2 Liter lauwarmes, abgekochtes Wasser – ggf. mit etwas Zitronensaft oder einer Scheibe Ingwer.

Für die weitere Behandlung der Erkältung sollten Nr. 3 Ferrum phosphoricum, Nr. 4 Kalium chloratum und Nr. 8 Natrium chloratum alle 5 Minuten je eine Pastille genommen werden. Sollte sich Nasensekret entwickeln, bestimmt die Farbe das Mittel: Sekret in weißlichen Flocken verlangt nach Nr. 2 Calcium phosphoricum, zieht es Fäden und ist weiß, erhöhen Sie den Anteil an Nr. 4 Kalium chloratum. Ist es gelblich-bräunlicher Auswurf, nehmen Sie zusätzlich Nr. 6 Kalium sulfuricum, ist er grünlich Nr. 10 Natrium sulfuricum.

Sollten Sie häufiger erkältet sein, gehen Sie nach den unter Abwehrschwäche auf Seite beschriebenen Maßnahmen vor.

Erschöpfung/Burn-out

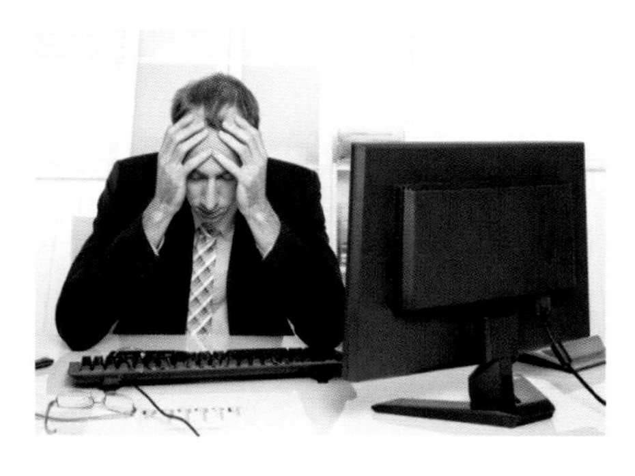

Erschöpfung ist ein Symptom, das sich aus verschiedenen Ursachen entwickeln kann. Sie kann aus einer körperlichen Überanstrengung heraus geschehen, durch Vitamin-, Mineral- und Spurenelementmangel, schlechtem oder zu wenig Schlaf, zu viele Projekte und Anforderungen auf einmal. Sie kann jedoch auch ein Symptom einer schwerwiegenden Erkrankung sein, wie z. B. Herzprobleme, Depression oder Krebs. Sollte die Erschöpfung länger als eine Woche anhalten, suchen Sie einen Arzt oder Heilpraktiker auf, der Sie genauer untersucht.

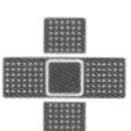

Das kann Ihnen helfen

Die wichtigsten Mittel bei diesem Symptom sind Nr. 2 Calcium phosphoricum, Nr. 5 Kalium phosphoricum, Nr. 7 Magnesium phosphoricum und Nr. 11 Silicea. Da zu vermuten ist, dass auch die Spurenelemente Mangan, Zink, Kupfer und Selen nicht im Normbereich sind, sind auch Mittel Nr. 17 Mangan sulfuricum, Nr. 19 Cuprum arsenicosum, Nr. 21 Zincum chloratum und Nr. 26 Selenium in die Mischung aufzunehmen. Die Mischung auf keinen Fall trinken, sondern die Pastillen im Mund zergehen lassen.

Fieber

Fieber ist eine Reaktion des Körpers zur Abwehr von Krankheitserregern. Daher sollte Fieber zunächst nicht gesenkt werden. Man könnte den Körper mit einem ansteigenden Bad oder einer Schwitzpackung sogar noch dabei unterstützen, die Temperatur zu steigern. Um das Fieber zu entwickeln, verbraucht der Körper sehr viel Energie und Sauerstoff.

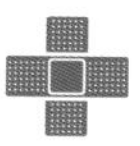

Das kann Ihnen helfen

Die Zufuhr von Sauerstoff kann mit Gaben von Nr. 3 Ferrum phosphoricum in kurzen Intervallen unterstützt werden. Bis zu einem Fieber von 38,5 Grad nehmen Sie solange Sie wach sind alle 5 Minuten eine Pastille, bis das Fieber deutlich sinkt. Ist die Temperatur höher als 38,5 Grad, nehmen Sie Nr. 5 Kalium phosphoricum und Nr. 3 Ferrum phosphoricum im Wechsel.

Auch wenn das Fieber einige Zeit (Tage) nicht vollständig verschwindet, werden Sie merken, dass die Erholungszeit nach der Erkrankung deutlich reduziert ist. Sie werden sich vermutlich direkt, nachdem das Fieber gesunken ist, wieder fit fühlen.

Gerstenkorn

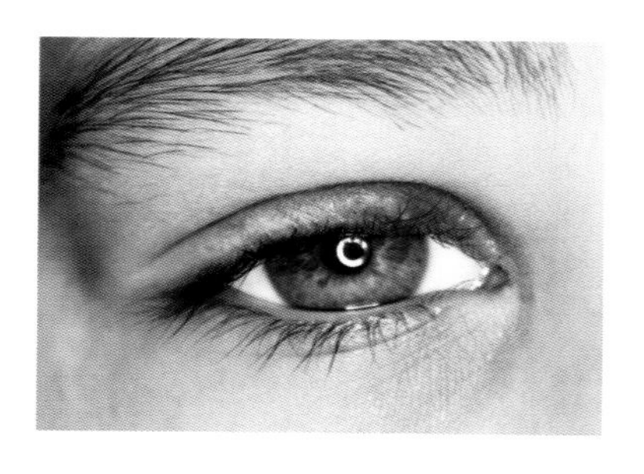

Ein Gerstenkorn (Hordeolum) ist ein Abszess am Augenlied, der sowohl nach innen als auch nach außen aufbrechen kann. Es ist rot, geschwollen und schmerzhaft. Es kann das Augenlid so anschwellen lassen, dass das Auge nicht geöffnet werden kann. Da es sich hierbei meist um einen Staphylokokken- oder Streptokokken-Erreger handelt, ist besondere Hygiene zu wahren. Häufiges Händewaschen ist erforderlich. Die Augen sollten nicht gerieben werden, da sonst der Erreger übertragen werden kann.

Erste Zeichen eines Gerstenkorns ist eine kleine gelbliche Verdickung am unteren oder oberen Augenlid, die mit der Zeit beginnt, sich zu vergrößern und Eiter zu produzieren. Weitere Symptome sind unter anderem: Brennen des betroffenen Auges, Anschwellen bestimmter Teile des Augenlides (hat oftmals zur Folge, dass das Auge nicht mehr vollständig geöffnet werden kann), Schmerz durch Druck und/oder Reiben des sich entwickelnden Gerstenkorns. Rötungen der Haut, verschwommene Sicht und/oder sonstig eingeschränktes Sehvermögen und Fremdkörpergefühl. Da es auch die Funktion des Auges beeinträchtigen kann, sollte im Zweifel ein Augenarzt konsultiert werden.

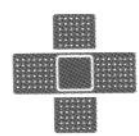

Das kann Ihnen helfen

Da es sich um eine Entzündung handelt, ist Nr. 3 Ferrum phosphoricum alle 5 Minuten einzunehmen. Es ist sinnvoll, auch die Salbe von außen auf die betroffene Stelle aufzutragen. Nr. 1 Calcium fluoratum weicht die Kapsel der Vereiterung auf, Nr. 11 Silicea leitet den Eiter aus. Nehmen Sie je 12 Pastillen.

Haarausfall

Der Mensch verliert normalerweise täglich ca. 100 Haare. Wer glaubt zu Haarausfall zu neigen, sollte die Haare des Tages sammeln und nachzählen. Haarausfall kann viele Ursachen haben. Die häufigsten sind Hormonschwankungen (Unterleibshormone oder Schilddrüse) und/oder Übersäuerung. Es wirkt oft schlimmer als es ist.

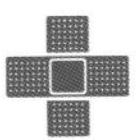

Das kann Ihnen helfen

Nr. 1. Calcium fluoratum mit 6 Pastillen, Nr. 9 Natrium phosphoricum und Nr. 11 Silicea mit je 14 Pastillen, zusätzlich sollten basische Bäder und Kopfwickel angewendet werden.

Hautverbesserung

Die Haut unterliegt einem doppelten Einfluss. Zum einen ist sie ständig den Anforderungen der Umwelt ausgesetzt und zum anderen reagiert sie empfindlich auf innerlich ablaufende körperliche und seelische Vorgänge. Sie verliert durch die zunehmende Übersäuerung des Organismus an Spannkraft. Dieser Vorgang wird durch zu wenig Flüssigkeitszufuhr noch verstärkt. Äußerlich wirken Wind, Wetter, Umweltgifte und die Chemie der verwendeten Kosmetika auf die Haut ein.

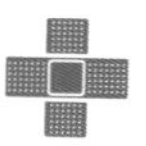

Das kann Ihnen helfen

Nr. 11 Silicea als Creme und 10 Pastillen täglich straffen die Haut schon nach kurzer Zeit. Wenn Sie Ihre täglich zugeführte Wassermenge auf 35 ml/kg Körpergewicht erhöhen, werden sie bald ein sehr ebenmäßiges Hautbild haben. Ist die Haut sehr trocken, nehmen Sie zusätzlich von Nr. 8 Natrium chloratum und Nr. 10 Natrium sulfuricum je 10 Pastillen.

Hexenschuss (Lumbago)

Als Kreuzschmerzen bezeichnet man Schmerzen oder Unbehagen in dem Rückenabschnitt, der sich von den untersten Rippen bis zum unteren Ende des Gesäßes erstreckt. Entstehen die Schmerzen plötzlich und unerwartet, handelt es sich vermutlich um einen Hexenschuss (Lumbago). Dauern die Schmerzen länger als 3 Monate an, spricht man von chronischen Kreuzschmerzen. Gehen die Schmerzen mit Taubheitsgefühlen entlang eines Beins einher, ist abzuklären, ob Sie einen Bandscheibenvorfall haben.

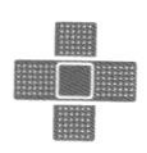

Das kann Ihnen helfen

Nr. 2 Calcium phosphoricum, Nr. 3 Ferrum phosphoricum und Nr. 6 Kalium sulfuricum mit je 15 Pastillen, Nr. 9 Natrium phosphoricum mit 12 Pastillen. Nehmen Sie zusätzlich mit dieser Mischung ein Vollbad.

Husten

Husten ist ein Symptom, das viele Ursachen haben kann. Neben dem Husten einer Erkältung kann die Störung der Atemwege u. a. durch Allergien, Umweltgifte, Schilddrüsen, Lungen-, Herz-, Magen- oder psychische Probleme verursacht sein. Auch hier gilt: Hält der Husten länger als 10 Tage an, informieren Sie sich über weitere Möglichkeiten bei Ihrem Heilpraktiker oder Arzt.

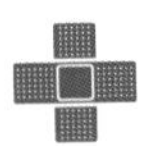

Das kann Ihnen helfen

Für die Erstbehandlung (1. und 2. Tag) von Husten sollten Nr. 3 Ferrum phosphoricum, Nr. 4 Kalium chloratum und Nr. 8 Natrium chloratum alle 5 Minuten je eine Pastille genommen werden. Sollte sich Auswurf entwickeln, bestimmt die Farbe das Mittel: Auswurf in weißlichen Flocken verlangt nach Nr. 2 Calcium phosphoricum. Zieht er Fäden und ist weiß, erhöhen Sie den Anteil an Nr. 4 Kalium chloratum. Ist es gelblich-bräunlicher Auswurf, nehmen Sie zusätzlich Nr. 6 Kalium sulfuricum, ist er grünlich, Nr. 10 Natrium sulfuricum. Zusätzlich können Sie Dampfbäder mit unraffiniertem Himalajasalz machen.

Insektenstich

Insektenstiche können einen zu jeder Jahreszeit ereilen. Sie sind in erster Linie eher lästig als gefährlich, es sei denn, Sie reagieren allergisch.

Hat Sie ein Insekt erwischt und um den Stich herum bildet sich eine Schwellung mit Schmerzen oder starkem Juckreiz, können Schüßlersalze Ihnen gut helfen.

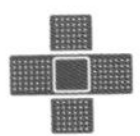

Das kann Ihnen helfen

Bis Ihnen jemand die Schüßlersalze aus Ihrer Hausapotheke bringt, rupfen Sie etwas Spitzwegerich aus Ihrer Wiese, kauen ihn kurz an, sodass die Zellen der Blätter platzen, und geben Sie den Brei auf die Stichstelle. Das sorgt für erste Linderung, insbesondere bei Bienen und Wespenstichen.

Bei einem Stich mit Schmerz und Schwellung machen Sie aus je 6 Pastillen von Nr. 3 Ferrum phosphoricum, Nr. 8 Natrium chloratum, Nr. 9 Natrium phosphoricum und je 4 Pastillen von Nr. 20 Kalium aluminium sulfuricum sowie einem oder zwei Tropfen Wasser eine Paste. Diese geben Sie auf die betroffene Stelle. Erneuern Sie den Umschlag stündlich, bis Sie eine deutliche Besserung verspüren.

Bei einem Stich mit Juckreiz setzt sich die Mischung für die Paste aus folgenden Mitteln zusammen: Nr. 7 Magnesium phosphoricum, Nr. 8 Natrium chloratum, Nr. 10 Natrium sulfuricum und Nr. 20 Kalium aluminium sulfuricum.

Knochenbruch

Meist entsteht ein Knochenbruch durch einen Unfall. Das Geräusch des Knackens ist vernehmbar und unmittelbar danach setzen Schmerzen ein. Zusätzlich entsteht eine Schwellung. Die Bewegung ist eingeschränkt und schmerzhaft. Eine Belastung des betroffenen Körperteils ist nicht möglich. Der Gang zum Arzt ist unerlässlich. Wenn Sie ärztlich versorgt sind, beginnen Sie sofort mit der Einnahme, denn der Bruch heilt mit der Einnahme von biochemischen Funktionsmitteln deutlich schneller.

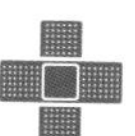

Das kann Ihnen helfen

Die Salze, die das Knochenmaterial bilden, sind Nr. 1 Calcium fluoratum, Nr. 2 Calcium phosphoricum, Nr. 7 Magnesium phosphoricum Nr. 11 Silicea. Sie sollten zur Heilung eines Knochenbruchs mit je 20 Stück für 21 Tage eingenommen werden. Meist ist die Heilung danach schon abgeschlossen. Sollte mit dem Bruch eine starke Schwellung einhergehen, nehmen Sie zusätzlich noch 12 Pastillen von Nr. 8 Natrium chloratum. Wenn Sie die Bruchstelle erreichen können, verwenden Sie auch die Salben der angegebenen Biomineralien.

Kopfschmerzen, allgemein

Kopfschmerzen entstehen meist durch eine momentane Überladung an Giften und Schlacken im Gehirn, die zu einer Verkrampfung führen können. Daher ist die erste Maßnahme bei Kopfschmerzen das Wassertrinken. Trinken Sie direkt 500 ml reines Wasser. Sollte der Kopfschmerz nach 10 Minuten nicht deutlich abgeklungen sein, trinken Sie ein Glas Salzwasser (1/2 Teelöffel Himalajasalz auf 200 ml Wasser). In unraffiniertem Himalajasalz sind 93 verschiedene Spurenelemente und Mineralstoffe enthalten. Durch das Salzwasser wird die Zellpumpe aktiviert, wodurch Giftstoffe aus der Zelle transportiert werden (vgl. Beschreibung Nr. 8 Natrium chloratum S. 71).

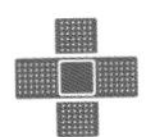

Das kann Ihnen helfen

Ist 10 Minuten später noch immer kein befriedigendes Ergebnis zu verzeichnen, greifen Sie zur „Heißen 7". Nehmen Sie 15 Pastillen Nr. 7 Magnesium phosphoricum und lösen Sie sie in kochendem Wasser auf, sofort sehr heiß schluckweise trinken. Nr. 19 Cuprum arsenicosum verstärkt die Wirkung der „Heißen 7".

Krampfadern/Besenreißer

Krampfadern sind Aussackungen der Venen, die in der Regel an der Oberfläche unter der Haut sichtbar werden. Die Venenklappen haben ihre Elastizität verloren. Die Gefäße zeichnen sich wulstig, bläulich-violett unter der Haut ab. Sie schließen nicht mehr vollständig. Dadurch wird das Blut unterhalb des Beckens nicht mehr ausreichend zurücktransportiert und versackt. Der Betroffene spürt es an schweren Beinen und einem reißenden Gefühl in der entsprechenden Region.

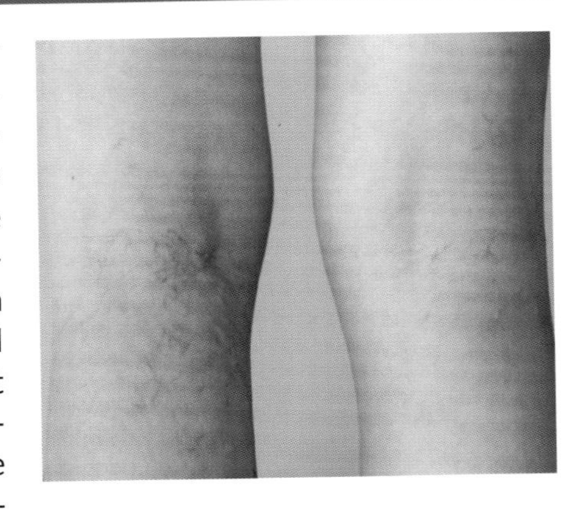

Besenreißer sind kleine rote Haargefäße, die bereits anzeigen, dass der Venendruck nachlässt. Meist entdeckt man Besenreißer zufällig, denn sie machen keinerlei Symptome und werden als kosmetisches Problem behandelt.

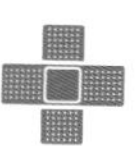

Das kann Ihnen helfen

Entlasten Sie die Leber mit Nr. 6 Kalium sulfuricum und entgiften Sie den Organismus mit Nr. 9 Natrium phosphoricum und Nr. 10 Natrium sulfuricum. Die Elastizität können Sie mit Nr. 1 Calcium fluoratum und Nr. 11 Silicea wiederherstellen. Von einigen Firmen gibt es eine Schüßlervenencreme, die bereits alle nötigen Mineralstoffe in einer Tube vereint. Sie sollten dennoch die Mittel auch als Pastille einnehmen.

Muskelkater

Sie haben Sport getrieben und jetzt schmerzen die beanspruchten Muskelpartien? Die Muskeln sind durch die Beanspruchung in einen anaeroben Zustand gekommen und haben Milchsäure produziert. Das lässt die Muskelzellen verhärten und verkleben. Das bezeichnet man als Muskelkater.

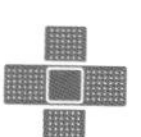

Das kann Ihnen helfen

Schon beim Sport sollten Sie dafür sorgen, dass die aerobe Phase der Muskulatur verlängert wird. Das erreichen Sie, indem Sie sich in Ihre Sportwasserflasche Nr. 3 Ferrum phosphoricum 25 Pastillen je Liter hineingeben. Wenn Sie zu Krämpfen neigen, können Sie auch gleich 25 Pastillen Nr. 7 Magnesium phosphoricum hinzugeben.

Wenn Sie vom Sport kommen, nehmen Sie je 15 Pastillen Nr. 3 Ferrum phosphoricum, Nr. 6 Kalium sulfuricum, Nr. 9 Natrium phosphoricum und Nr. 27 Kalium bichromicum. Das sollte Sie vor Muskelkater bewahren. Sie können mit dieser Mischung nach dem Sport auch ein Bad nehmen.

Nackenprobleme/HWS-Syndrom

Durch Unfälle, Verspannungen, Fehlhaltungen oder Knochendeformationen kommt es zu Irritationen der Nerven im Nackenbereich. Einseitige Belastungen und die Arbeit am Computer verstärken die Thematik. Die Muskulatur ist hart und unbeweglich.

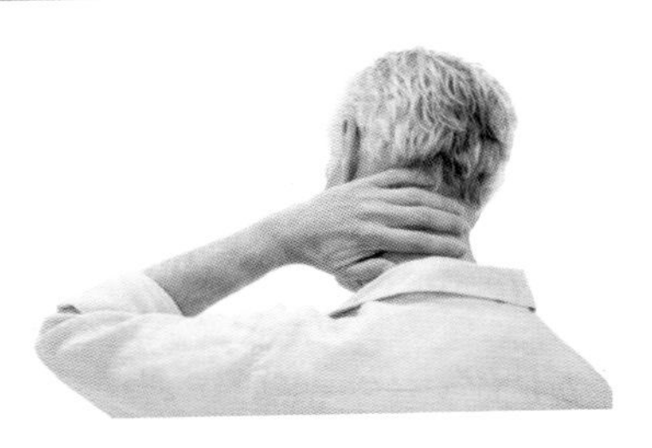

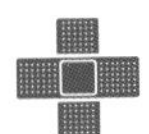

Das kann Ihnen helfen

Nr. 1 Calcium fluoratum löst die Verhärtung, Nr. 2 Calcium phosphoricum lindert die Bereitschaft zur Verspannung. Nr. 10 Natrium sulfuricum baut die Schlacken ab und Nr. 11 Silicea stellt die Elastizität wieder her. Nehmen Sie je 12 Pastillen und zusätzlich eine Creme von Nr. 1 und Nr. 11. Durch craniosacrale Behandlungen kann das Ungleichgewicht, die zur Fehlbelastung führte, ausgeglichen werden.

Nervosität

Sie fühlen sich gereizt, unruhig, schlapp, zerstreut und innerlich angespannt? Diese Anzeichen können unter dem Begriff Nervosität zusammengefasst werden. Schilddrüsenprobleme, Vitaminmangel, hormonelle Störungen oder Überforderung können die Ursache sein. Sollte der Zustand länger anhalten, sollten Sie ihr Blutbild prüfen lassen, um sicherzustellen, dass Sie ausreichend mit Spurenelementen, Vitamin D und allen B-Vitaminen versorgt sind.

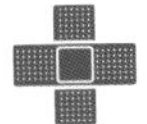

Das kann Ihnen helfen

Die erste Maßnahme bei Nervosität ist die „Heiße 7“: 15 Pastillen von Nr. 7 Magnesium phosphoricum mit kochendem Wasser übergießen und so heiß es geht trinken. Sollten Sie sich nach 10 Minuten noch immer angespannt fühlen, nehmen Sie 6 Pastillen von Nr. 5 Kalium phosphoricum.

Zur grundsätzlichen Behandlung von Nervosität trinken Sie jeden Abend vor dem Schlafen gehen einen Schlafcocktail aus Nr. 2 Calcium phosphoricum und Nr. 7 Magnesium phosphoricum mit je 15 Pastillen. Tagsüber nehmen Sie Nr. 5 Kalium phosphoricum und Nr. 11 Silicea mit je 12 Pastillen und von Nr. 13 Kalium arsenicosum und Nr. 14 Kalium bromatum je 6 Pastillen.

Panikstörungen

Die Panikstörung ist gekennzeichnet durch das plötzliche, unvorhersehbare Auftreten massiver Angst. Betroffene Personen erleben sie oft als Todesangst, da sie dahinter ein körperliches Leiden vermuten. Durchschnittlich dauert eine Panikattacke zwischen 10 und 30 Minuten. Es gibt aber auch Fälle, in denen sie bis zu einigen Stunden dauern kann.

Steht die Angst vor einem Objekt (Schlange, Spinne, Herzinfarkt ...) im Vordergrund, so spricht man von einer Phobie.

Eine einzelne Panikattacke bedeutet noch lange keine Panikstörung. Die Panikstörung kann auch gemeinsam mit einer Angst vor öffentlichen Plätzen (Agoraphobie) auftreten. Die Patienten haben dann zum Beispiel Angst, in öffentlichen Verkehrsmitteln zu fahren, das Kino oder das Theater zu besuchen oder in den Supermarkt einkaufen zu gehen. Sie können diese Plätze dann nicht mehr ohne Begleitung aufsuchen. Besonders das Vermeidungsverhalten, nicht mehr allein auszugehen, verursacht oft Folgeprobleme, wie etwa den Verlust des Arbeitsplatzes.

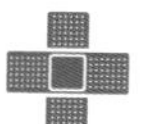

Das kann Ihnen helfen:

Nr. 2 Calcium phosphoricum D6, die „Heiße 7“, Nr.19 Cuprum arsenicosum mit je 15 Pastillen zusammen in eine halbe Tasse kochendes Wasser geben und so heiß es geht trinken. Als tägliche Einnahme Nr. 5 Kalium phosphoricum, Nr. 7 Magnesium phosphoricum und Nr. 19 Cuprum arsenicosum mit je 10 Pastillen.

Schlafstörungen (Durchschlafstörungen)

Viele Menschen schlafen zwar gut ein, kennen es jedoch, nicht mehr ungestört die ganze Nacht hindurch zu schlafen. Es wird argumentiert, dass die Blase voll war und man daher wach wurde. Das ist jedoch so nicht richtig.

Die Blase fasst bis zu 500 ml Urin. Wenn Sie überlegen, wie viel tatsächlich nachts aus der Blase entleert wird, sind das nicht einmal 150 ml.

In der Beschreibung der Salze sind unter Besonderheiten immer wieder Wachzeiten verzeichnet. Die Uhrzeit, wann Sie wach werden, zeigt an, welches Salz fehlt.

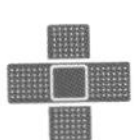

Das kann Ihnen helfen

Nehmen Sie vor dem Schlafengehen 6 Pastillen des zur Wachzeit zugeordneten Salzes. Legen Sie sich zusätzlich noch einmal 6 Pastillen auf den Nachtisch. Sollten Sie wieder zu der Zeit wach werden, können Sie die bereitliegenden Mittel nehmen. Sie schlafen dann sofort weiter.

Wach zwischen

- 23 und 1 Uhr Nr. 2 Calcium phosphoricum
- 1 und 3 Uhr Nr. 6 Kalium sulfuricum
- 3 und 5 Uhr Nr. 4 Kalium chloratum und Nr. 11 Silicea
- 5 und 7 Uhr Nr. 8 Natrium chloratum

Schlafstörungen (Einschlafstörungen)

Sie liegen lange wach und Ihre Gedanken kommen nicht zur Ruhe? Hier bieten Schüßlersalze eine gute Lösung.

Zunächst sollten Sie Ihr Abendritual und die Schlafsituation prüfen. Handys, WLAN und Stromerzeuger im Umkreis von 5 m neben dem Bett, aufregende Filme, Nachrichten und schweres Essen am Abend können mit Ursache der Störung sein. Schaffen Sie sich ein Ritual, welches Sie etwa eine Stunde vor dem Zubettgehen beginnen. Bereiten Sie sich zum Beispiel einen Schlaftee und trinken Sie diesen. Schalten Sie alle Stromerzeuger um Ihr Bett ab. Das Handy sollte nicht im Schlafzimmer liegen.

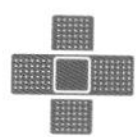

Das kann Ihnen helfen

Zur grundsätzlichen Behandlung von Schlafstörungen trinken Sie jeden Abend vor dem Schlafengehen einen Schlafcocktail aus Nr. 2 Calcium phosphoricum und Nr. 7 Magnesium phosphoricum mit je 15 Pastillen. Sollte das nicht ausreichen, nehmen Sie zusätzlich Nr. 14 Kalium bromatum mit 6 Pastillen.

Schwächezustände

Plötzlich auftretende Schwächezustände können zum Beispiel auf Nahrungsunverträglichkeiten, zu niedrigen Blutdruck, Herzprobleme oder Überforderung hinweisen. Plötzlich, wie aus heiterem Himmel, sind Sie so müde, als hätte Ihnen jemand die Energiezufuhr blockiert.

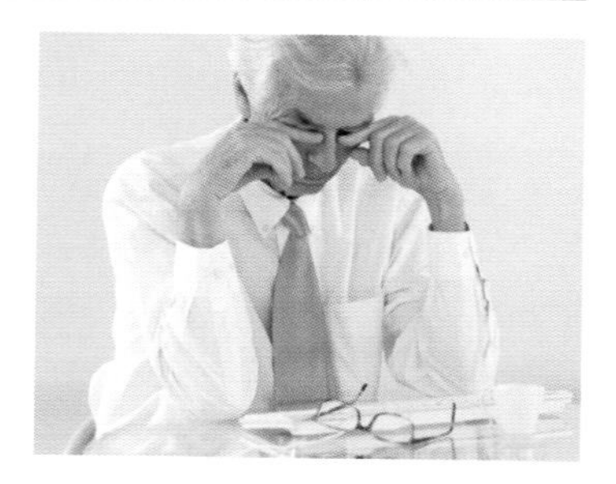

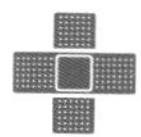

Das kann Ihnen helfen

Für diesen Zustand hat sich Nr. 11 Silicea bewährt. Nehmen Sie in diesem akuten Zustand 15 Pastillen Nr. 11 Silicea und 6 Pastillen Nr. 5 Kalium phosphoricum. Sollte dieser Zustand besonders morgens zwischen 9 und 11 Uhr auftreten, obwohl Sie ausreichend geschlafen haben, nehmen Sie Nr. 11 Silicea und Nr. 10 Natrium sulfuricum mit je 15 Pastillen. In beiden Fällen wird mit 6 Pastillen Nr. 13 Kalium arsenicosum ergänzt.

Stoffwechselregulation

Mindestens 2-mal pro Jahr sollten Sie eine Stoffwechselkur machen, um den Organismus wieder in Schwung zu bringen. Das Augenmerk sollte dabei auf der Entlastung des Darms und der Nieren liegen. Die Leber und eine Zellreinigung werden aktiviert. Bei dieser Kur hat sich eine Einnahme 3-mal täglich bewährt.

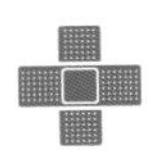

Das kann Ihnen helfen

Die Entgiftung erfolgt in Blöcken von 3-mal 4 Tagen. Nr. 23 Natrium bicarbonicum wird an allen Tagen mit je 3 Pastillen eingenommen.

Sie nehmen 4 Tage morgens Nr. 3 Ferrum phosphoricum und Nr. 18 Calcium sulfuratum mit je 9 Pastillen, mittags Nr. 8 Natrium chloratum mit 8 Pastillen, abends Nr. 6 Kalium sulfuricum mit 9 Pastillen. Die nächsten 4 Tage nehmen Sie morgens Nr. 10 Natrium sulfuricum mit 9 Pastillen, mittags Nr. 8 Natrium chloratum mit 8 Pastillen und abends Nr. 9 Natrium phosphoricum mit 9 Pastillen.

Zur Zellregeneration nehmen Sie weitere 4 Tage morgens Nr. 2 Calcium phosphoricum mit 12 Pastillen, mittags Nr. 8 Natrium chloratum und Nr. 22 Calcium carbonicum mit je 9 Pastillen und abends 9 Pastillen Nr. 11 Silicea.

Überbein (Ganglion)

Ein Überbein ist eine gutartige Geschwulstbildung der Gelenkkapsel oder Sehnenscheiden, die einzeln oder mehrfach auftreten kann. Es ist keine knöcherne Wucherung, sondern prallelastisch mit einer zähflüssigen Masse gefüllt. Es kann durch chronische Reizzustände oder durch eine Spontanbildung auftreten. Aus der ganzheitlichen Sicht bildet sich ein Überbein aus kleinen „Giftmülldeponien" des Körpers. Abgekapselt werden hier Schlacken gespeichert.

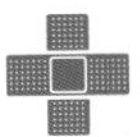

Das kann Ihnen helfen

Die Behandlung erfolgt überwiegend lokal mit Salben. Um den ganzen Körper zu entlasten, sollten auch die unter Stoffwechselregulation angegebenen Maßnahmen durchgeführt werden. Als Salben werden Nr. 1 Calcium fluoratum, Nr. 9 Natrium phosphoricum und Nr. 11 Silicea in einem leeren Salbentiegel zu gleichen Teilen gemischt und diese Mischung 3- bis 5-mal täglich auf die betroffenen Stellen aufgetragen.

Vergesslichkeit

Wenn Sie zu Vergesslichkeit neigen, ist zu prüfen, ob Sie:

- ausreichend Wasser trinken
- sich zu viel zumuten
- nicht ausreichend motiviert sind
- ein Ereignis die Vergesslichkeit ausgelöst hat (Impfung, Verlust, Unfall, Medikamentenumstellung etc.)
- Ihnen Mineralstoffe fehlen

Sollte Punkt 4 die Ursache sein, sollten Sie einen Heilkundigen aufsuchen, der Sie weiter begleitet. Ist Punkt 5 die Ursache, können Sie sich mit folgenden Schüßlersalzen helfen.

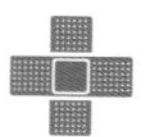

Das kann Ihnen helfen

Nr. 1 Calcium fluoratum, Nr. 5 Kalium phosphoricum, Nr. 8 Natrium chloratum und Nr. 11 Silicea mit je 9 Pastillen, Nr. 26 Selenium und Nr. 21 Zincum chloratum mit je 5 Pastillen.

Verstauchung

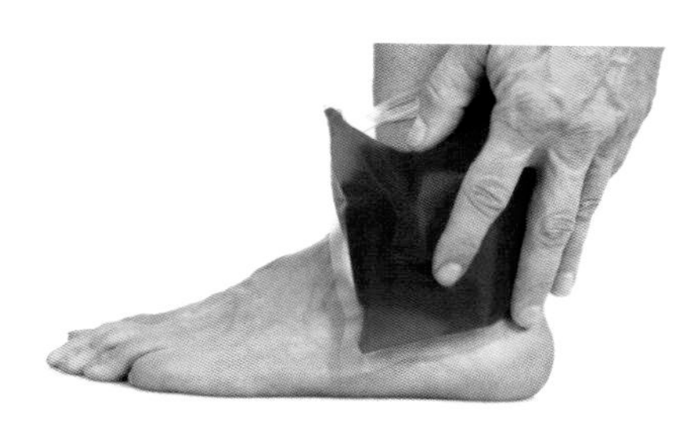

Eine Verstauchung entsteht durch eine Dehnung der Bänder durch plötzliches abnormales Abwinkeln in dem betroffenen Gelenk. Es schmerzt stark und schwillt sofort an. Als Erstmaßnahme ist das betroffene Gelenk zu kühlen und hochzulegen sowie Arnica C30, 5 Globuli im Mund zergehen zu lassen. Da es immer wieder zu Bänderrissen kommen kann, ist unbedingt ein Arzt zur Abklärung aufzusuchen.

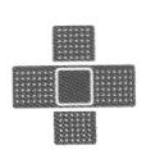

Das kann Ihnen helfen

Als weitere Behandlung mit Schüßlersalzen sind Nr. 1 Calcium fluoratum, Nr. 4 Kalium chloratum und Nr. 8 Natrium chloratum zur Abschwellung und Auflösung des Blutergusses mit 15 Pastillen einzunehmen. Beide Mittel sollten auch als Salbe verwendet werden. Wenn der Bluterguss beginnt, die Farbe ins Grüngelbe zu verändern, wechseln Sie von Nr. 1 Calcium fluoratum auf Nr. 10 Natrium sulfuricum.

Verstopfung (Obstipation)

Von Obstipation spricht man bei einer seltenen oder erschwerten Stuhlentleerung. Bei täglich einmaliger Entleerung spricht man von normaler Stuhlfrequenz. Seltener als 3-mal pro Woche wird als Verstopfung bezeichnet. Oft ist ein Mangel an Flüssigkeit und Bewegung die körperliche Ursache.

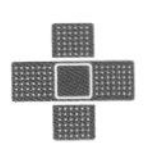

Das kann Ihnen helfen

Meistens hilft es schon, wenn Sie mindestens 35 ml/kg Körpergewicht stilles Wasser trinken und sich mehr Bewegung verschaffen. Zusätzlich unterstützt Nr. 7 Magnesium phosphoricum mit 15 Pastillen die Darmbewegung. Nr. 8 Natrium chloratum mit 12 Pastillen reguliert die Wasserverteilung. Nr. 15 Kalium jodatum mit 12 Pastillen aktiviert den Stoffwechsel, Nr. 1 Calcium fluoratum mit 6 Pastillen und Nr. 11 Silicea mit 9 Pastillen verbessern die Elastizität des Darmgewebes.

6.
Häufige Erkrankungen im fortgeschrittenen Alter

Häufige Erkrankungen im fortgeschrittenen Alter

Das Alter stellt uns noch einmal vor besondere Herausforderungen. Daher sind neben den allgemeinen Erkrankungen hier Leiden aufgeführt, die sich insbesondere in der 2. Lebenshälfte deutlicher zeigen. Die Angaben beschreiben kurz die Erkrankung. Diese Beschreibung erhebt keinen Anspruch auf umfassende Aufklärung. Sie soll Ihnen jedoch helfen, die Abläufe im Körper zu verstehen.

Arthritis

Typisch für Arthritis ist der gleichzeitige schmerzhafte Befall mehrerer Gelenke, häufig im Bereich der Hände. An beiden Händen sind die gleichen Gelenke betroffen. Typischerweise verläuft die rheumatoide Arthritis schubweise. Nahezu schmerzfreie Phasen wechseln spontan mit sehr starken Entzündungsschmerzen. Frauen sind von Arthritis 2- bis 3-mal häufiger betroffen als Männer. Wird die rheumatoide Arthritis nicht frühzeitig behandelt, werden Knorpel, Knochen und Bindegewebe im Bereich der Gelenke zerstört.

Der Schweregrad der Erkrankung wird nach dem Funktionsstatus oder nach dem klinischen Krankheitsverlauf bestimmt. Es kann zur völligen Deformation der betroffenen Gelenke kommen.

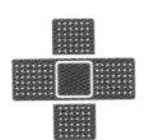

Das kann Ihnen helfen

Nr. 1 Calcium fluoratum, Nr. 3 Ferrum phosphoricum, Nr. 8 Natrium chloratum, Nr. 9 Natrium phosphoricum, Nr. 10 Natrium sulfuricum und Nr. 12 Calcium sulfuricum mit je 12 Pastillen, Nr. 17 Mangan sulfuricum und Nr. 20 Kalium aluminium sulfuricum mit je 8 Pastillen.

Arthrose

Arthrose kann eine Folge der Arthritis sein. Hierbei handelt es sich um eine schmerzhafte, degenerative Gelenkserkrankung ohne Entzündungsmerkmale, jedoch mit Zerstörung des Gelenkknorpels. Es kann zur völligen Versteifung des Gelenkes kommen. Betroffen sind vor allem die Gelenke, die einem starken mechanischen Reiz unterliegen, wie z. B. Knie, Hüfte und Handgelenke. Die typischen Arthroseschmerzen sind bei Belastung stärker und bessern sich in Ruhe. Der Schmerz ist am stärksten, wenn man sich aus der Ruhephase in die Bewegung begibt.

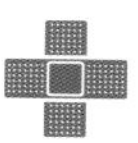

Das kann Ihnen helfen:

Nr. 1 Calcium fluoratum und Nr. 11 Silicea mit je 12 Pastillen, Nr. 17 Mangan sulfuricum und Nr. 20 Kalium aluminium sulfuricum mit je 8 Pastillen.

Arteriosklerose

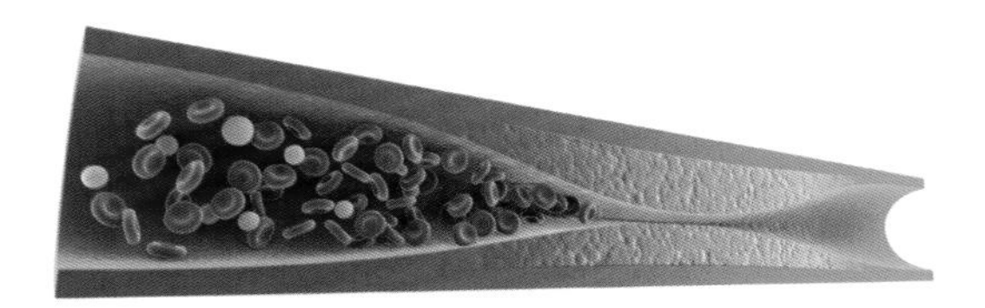

Die Arteriosklerose wird umgangssprachlich als Arterienverkalkung bezeichnet. Sie ist die häufigste Ursache von Gefäßkrankheiten. Durch Fett- oder Kalkablagerungen, die in allen Bereichen des Gefäßsystems auftreten können, kommt es zur Verengung des Gefäßes. Ferner können sich Blutgerinnsel oder Embolien bilden, da die Fließgeschwindigkeit des Blutes vor den verengten Bereichen verlangsamt ist. Hat sich im Bereich der Beine eine Arteriosklerose gebildet, macht sie sich durch belastungsabhängige Durchblutungsstörungen bemerkbar. Betroffene können nur kurze Strecken schmerzfrei gehen. Typisch hierfür ist der belastungsabhängig einsetzende Waden- und Beinschmerz, der nach kurzfristigem Innehalten verschwindet und den Patienten neuerlich eine kurze Wegstrecke gehen lässt.

Findet man die Ablagerungen in anderen Bereichen, insbesondere denen der Halsschlagadern, führen arteriosklerosebedingte Einengungen der hirnversorgenden Arterien zu Symptomen wie Schwindel, Gleichgewichtsstörungen oder Einschränkungen der Merkfähigkeit. Bei vollständigem Verschluss kann es zu einem durchblutungsbedingten Schlaganfall kommen.

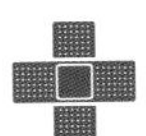

Das kann Ihnen helfen

Nr. 1 Calcium fluoratum und Nr. 11 Silicea mit je 15 Pastillen, Nr. 9 Natrium phosphoricum mit je 9 Pastillen.

Altersweitsichtigkeit

Dass die Augen ab einem bestimmten Alter anders wahrnehmen, als in jüngeren Jahren, ist Teil des biologischen Plans. In vielen Supermärkten erhalten Sie Brillen mit Plus-Stärken als Sehhilfe. Von Jahr zu Jahr werden die Sehhilfen stärker, das wird als normal angesehen. Dieses Phänomen heißt auch „Kurzer-Arm-Syndrom“, denn die Arme scheinen zum Lesen nicht mehr lang genug zu sein. Ein waches Bewusstsein kann Sie erheblich dabei unterstützen, Ihre Sehkraft beizubehalten. Mehr können Sie speziell zur Erhaltung der Sehkraft im Buch „Mehr Durchblick, besser sehen durch veränderte Wahrnehmung“ von Dr. Kaplan und mir lesen. Darin finden Sie für alle Augenerkrankungen die passenden Schüßlersalze. Dennoch möchte ich Ihnen auch hier Funktionsmittel empfehlen, um den Prozess der Altersweitsichtigkeit aufzuhalten.

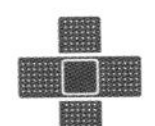

Das kann Ihnen helfen

Nr. 1 Calcium fluoratum, Nr. 11 Silicea, Nr. 16 Lithium chloratum und Nr. 21 Zincum chloratum helfen Ihnen, die Linse und Muskulatur der Augen beweglich zu halten. Zusätzlich sollten Sie Augentraining machen.

Grauer Star (Katarakt)

Der graue Star (Katarakt) ist eine Trübung der Augenlinse. Sie führt dazu, dass das wahrgenommene Bild immer unschärfer wird. Die Trübung ist meist eine Folge der Alterung der Linse. Sie führt unbehandelt zur vollständigen Erblindung.

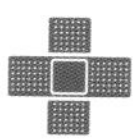

Das kann Ihnen helfen

Nr. 1 Calcium fluoratum mit 12 Pastillen, Nr. 8 Natrium chloratum mit 10 Pastillen, Nr. 16 Lithium chloratum mit 8 Pastillen und Nr. 17 Mangan sulfuricum mit 8 Pastillen.

Grüner Star (Glaukom)

Als Glaukom bezeichnet man eine krankhafte Erhöhung des Augeninnendrucks, ursächlich kann eine Abflussstörung des Kammerwassers sein. Die Ursachen und die Beschwerden können unterschiedlich sein. Die Gemeinsamkeit aller Formen ist, dass der Sehnerv durch den zu hohen Druck im Augapfel auf Dauer geschädigt wird. Das kann zur Erblindung führen. Sie sollten sich Gedanken machen, wie sie zum Thema „Sich unter Druck setzen (lassen)" stehen.

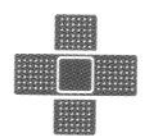

Das kann Ihnen helfen

Beim akuten Glaukomanfall, der mit heftigen Kopfschmerzen hinter dem Auge einhergeht, handelt es sich um einen Notfall. Es ist unbedingt sofort ein Augenarzt aufzusuchen. Zusätzlich: Nr. 2 Calcium phosphoricum mit 12 Pastillen, „Heiße 7", Nr. 16 Lithium chloratum und Nr. 19 Cuprum arsenicosum mit je 9 Pastillen täglich.

Makuladegeneration, altersbedingt (AMD)

Die Makula ist der Punkt im Auge, der der Pupille direkt gegenüberliegt. Sie ist für das scharfe und fokussierte Sehen zuständig. Im fortgeschrittenen Alter kommt es oft vor, dass der Augenarzt eine Makuladegeneration feststellt. Die Makuladegeneration ist eine Erkrankung, die die Netzhaut im hinteren Bereich des Auges – an der Makula – angreift. Im Verlauf der Krankheit kommt es zum fortschreitenden Sehverlust im zentralen Gesichtsfeld. Auch bei schweren Verläufen bleibt jedoch das periphere Sehen und damit die Orientierung im Raum fast immer erhalten.

Erste Symptome sind eine verschwommene und verzerrte Wahrnehmung im Zentrum des Gesichtsfeldes. Linien verlaufen nicht mehr senkrecht. Dadurch wird das Lesen, aber auch das Erkennen von Personen, immer schwieriger.

Man unterscheidet die feuchte von der trockenen AMD.

Bei der trockenen AMD bildet sich ein Teil der Netzhaut zurück, wird dünner und kann absterben. Die Sehfähigkeit wird durch den Ausfall von Sehzellen schrittweise beeinträchtigt. Zu Beginn einer AMD ist die Sehkraft zunächst nur wenig eingeschränkt. Im fortgeschrittenen Verlauf der Erkrankung wird das zentrale Gesichtsfeld jedoch erheblich beeinträchtigt.

Die feuchte Form der AMD entwickelt sich meist aus der trockenen AMD und ist schneller fortschreitend. Es bilden sich neue dysfunktionale Gefäße in der Netzhaut, die in den Bereich der Makula einbluten, Schwellungen auslösen und später auch Narbenbildungen verursachen. Dies kann zu Einschränkungen der Nah- und Weitsicht führen, sodass zum Beispiel Gesichter nicht mehr erkannt werden und alltägliche Handlungen, wie Lesen und Autofahren nicht mehr möglich sind. Diese Form ist zwar seltener, jedoch geht sie mit einem schnell fortschreitenden Sehverlust einher.

Eine Heilung der Erkrankung wird von der Schulmedizin nicht für möglich gehalten. Wir haben jedoch mit der Methode des Energetic EyeHealing von Dr. Pashya Roberto Kaplan und mir sehr gute Erfahrungen gemacht. Frühe

Stadien der Erkrankung konnten nachweislich geheilt werden. Erkrankungen, die bereits weiter fortgeschritten waren, konnten in ihrem Verlauf gebremst werden. Da die trockene Form in die feuchte Form übergehen kann, ist einerseits eine regelmäßige Netzhautuntersuchung ab dem 55. Lebensjahr durch den Augenarzt wichtig. Andererseits müssen Warnzeichen wie verzerrtes oder schlechter werdendes zentrales Sehen innerhalb weniger Tage augenärztlich abgeklärt werden.

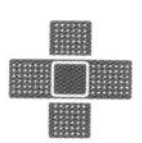

Das kann Ihnen helfen

Bei der Einnahme der Mittel zur Erhaltung der Sehfähigkeit ist es besonders wichtig, die Schüßlersalze mit Bewusstsein einzunehmen. Achten Sie darauf, wie sich die Salze im Mund auflösen, und stellen Sie sich vor, wie die Biominerale durch die Zellen direkt in die Bereiche des Auges hineingezogen werden, wo der Mangel am stärksten ist.

Nr. 5 Kalium phosphoricum wird gegen den allgemein degenerativen Prozess eingesetzt. Nr. 8 Natrium chloratum sorgt für die richtige Feuchtigkeit in der Retina. Nr. 1 Calcium fluoratum und Nr. 11 Silicea regulieren die Elastizität der Gefäße, insbesondere der Netzhaut. Nr. 16 Lithium chloratum und Nr. 21 Zincum chloratum als allgemeine Augenmittel runden die Mischung ab.

Chronische Erkrankungen

Eine Krankheit wird als chronisch bezeichnet, wenn sie länger als 6 Wochen anhält oder häufiger als 3-mal pro Jahr auftritt. Die chronische Erkrankung rührt für gewöhnlich von einer Übersäuerung und einer Verschlackung des Organismus her.

Jeder chronischen Erkrankung liegt auch ein unbewusster subjektiver Vorteil zugrunde. Erst wenn der Betroffene bereit ist, diesen Vorteil aufzugeben, ist Heilung auf tiefer Ebene möglich. Wenn Sie für sich selbst die Sätze vervollständigen „Dadurch, dass ich krank bin, kann ich nicht ...“, „Dadurch, dass ich krank bin, brauche ich nicht ...", „Dadurch, dass ich krank bin, erhalte ich ...", kommen Sie vermutlich selbst hinter den „Nutzen" der Erkrankung.

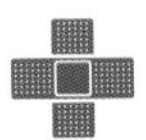

Das kann Ihnen helfen

Die Umstellung der Ernährung, die deutliche Erhöhung der Wasserzufuhr und die Anregung der Ausscheidungsorgane hat hier oberste Priorität. Das Programm, das auf S. 132 im Abschnitt „Entzündung" beschrieben ist, sollte im Wechsel mit dem „Stoffwechselprogramm" auf S. 145 angewendet werden. Beginnen sollten Sie mit der Nr.-12-Calcium-sulfuricum-Kur. Während dieser Kur werden keine weiteren Mittel eingenommen, es sei denn, es entstehen akute Symptome. In dem Fall unterbrechen Sie die Kur, nehmen die entsprechenden Mittel, bis die Symptome abgeklungen sind, und beginnen danach wieder neu mit der Kur.

Gallenbeschwerden

Gallensteine entstehen durch die Eindickung der Gallenflüssigkeit in der Gallenblase. Die Gallenwege führen von der Leber und der Gallenblase in den Dünndarm. Sie sorgen dafür, dass die Gallenflüssigkeit, die in der Leber gebildet wird, ihre Aufgabe bei der Verdauung wahrnehmen kann. Die Gallenflüssigkeit wird in der Gallenblase gesammelt und eingedickt. Dabei können Steine unterschiedlicher Zusammensetzung entstehen (Gallenblasensteine). Kleine Gallensteine können mit dem Gallefluss mitgeschwemmt werden. Wenn sie für die Passage zu groß sind, können Sie den Gallengang blockieren. In dem Fall spricht man von Gallengangssteinen. Frauen sind häufiger betroffen. Das Gallensystem macht sich durch Schmerzen unterhalb des rechten Rippenbogens und schlechter Verträglichkeit von fettem Essen bemerkbar. Lehmfarbener Stuhlgang ist ein Hinweis auf eine Blockierung der Gallengänge.

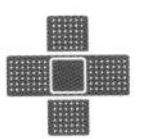

Das kann Ihnen helfen

Nr. 3 Ferrum phosphoricum mit 10 Pastillen, Nr. 9 Natrium phosphoricum mit 12 Pastillen, Nr. 10 Natrum sulfuricum mit 20 Pastillen, bei Koliken mehrfach „Heiße 7".

Gelenkprobleme

Siehe hierzu Arthrose und Arthritis ab S. 150.

Gicht

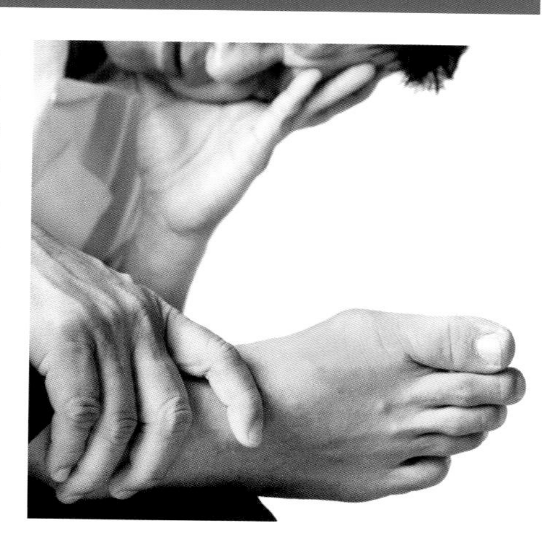

Gicht ist eine Wohlstandserkrankung. Der Harnsäurespiegel im Blut steigt durch eine übersteigerte Zufuhr an Lebensmitteln mit Purinanteil so stark an, dass sich scharfkantige Ablagerungen in den Gelenken bilden. Zu den purinhaltigen Lebensmitteln gehören rote Fleischsorten, Hülsenfrüchte, Hefe, einige Fischsorten, Grünkern, Weizenkleie, Buchweizen, Leinsamen, Sonnenblumenkerne sowie Geschmacksverstärker (E626 bis E635).

Gicht schleicht sich ein. Da man den Anstieg der Harnsäure im Blut lange nicht bemerkt, kommt sie mit einer äußerst schmerzhaften Schwellung und Rötung am Großzehengrundgelenk (seltener am Knöchel) ins Bewusstsein.

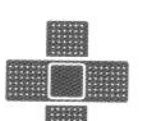

Das kann Ihnen helfen

Nr. 3 Ferrum phosphoricum mit 15 Pastillen, Nr. 6 Kalium sulfuricum mit 10 Pastillen, Nr. 8 Natrium chloratum und Nr. 11 Silicea mit je 15 Pastillen, Nr. 9 Natrium phosphoricum mit 20 Pastillen, Nr. 10 Natrium sulfuricum mit 9 Pastillen, Nr. 12 Calcium sulfuricum mit 12 Pastillen und Nr. 16 Lithium chloratum, Nr. 23 Natrium bicarbonicum mit je 18 Pastillen. Die ganze Mischung kann im akuten Anfall zusätzlich als kühlender Brei auf das betroffene Gelenk aufgebracht werden.

Herzerkrankungen

Herzerkrankungen sind oft die Folge arteriosklerotischer Veränderungen im Brustraum. Eine weitere Ursache kann die Ermüdung des Herzmuskels sein. Natürlich sollte das Herz bereits vom Spezialisten eingehend untersucht worden sein, um sicherzugehen, dass keine lebensbedrohliche Erkrankung dahinter steht.

Naturheilkundlich bietet Weißdorn (Crataegus) alle Eigenschaften in einer Pflanze, die viele allopathische Herzmittel in einer Tablette nicht vereinen können. Daher ist Crataegus die perfekte Begleitpflanze bei der Behandlung. Kraut und Blüten sind in vielen Präparaten eingesetzt. Befragen Sie Ihren Apotheker, welches natürliche Crataeguspräraratfür Sie infrage kommt.

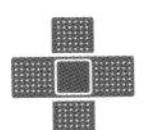

Das kann Ihnen helfen

Bei allen Störungen am Herzen ist Nr. 22 Calcium carbonicum das Hauptmittel. Nehmen Sie täglich 10 Pastillen. Neigen Sie zu Herzrhythmusstörungen und/oder Angina Pectoris, hilft Ihnen ein Cocktail aus Nr. 2 Calcium phosphoricum und Nr. 7 Magnesium phosphoricum mit je 15 Pastillen in kochendem Wasser aufgelöst und sehr heiß getrunken. Insbesondere dann, wenn das Herz stolpert.

Stehen die Beschwerden in Verbindung mit Arteriosklerose, nehmen Sie für mindestens 18 Monate täglich Nr. 1 Calcium fluoratum und Nr. 11 Silicea mit je 15 Pastillen.

Libidoverlust

Es gibt viele Gründe, warum die Lust auf Sex mit den Jahren nachlässt. Einige Punkte, die bedacht sein sollten, wurden bereits im Kapitel Sexualität auf S. 19 behandelt. Es ist wichtig zu verstehen, dass sich nicht nur der Körper, sondern auch die Bedürfnisse in der 2. Lebenshälfte verändern.

Frauen neigen zu Trockenheit im Intimbereich, Männer haben eher Probleme mit ihrem Bild als reifer (oder alternder) Mann und daraus resultierend mit der Prostata. Ängste und emotionale Herausforderungen sollten nicht unterschätzt werden. Frauen werden ab 50 zunehmend selbstbewusster und wissen immer besser, was sie wollen und was sie nicht mehr wollen. Sollten in der Vergangenheit „faule Kompromisse" in Bezug auf Partnerschaft oder Sexualität gemacht worden sein, ziehen sie sich ab der zweiten Lebenshälfte zurück. Sexualität bedeutet ihnen nichts, weil sie bisher nur wenig Spaß damit hatten.

Sowohl Männer als auch Frauen sollten ihren reifen Körper neu entdecken. Der reife Körper ist anders, sinnlicher, zärtlicher als der junge Körper. Der reife Körper braucht mehr Pflege, mehr Sport und mehr Aufmerksamkeit, um das Gleiche zu leisten wie in jungen Jahren.

Wenn Sie sich die Fragen zu Ihrer Partnerschaft, zu finden auf S. 16 im Kapitel Partnerschaft/Beziehungen, noch einmal anschauen, erhalten Sie vielleicht schon eine Idee, warum die Libido nicht mehr so lebendig ist, wie vor 20 Jahren. Bevor Sie mit dem Finger auf den Partner zeigen, dass er/sie etwas falsch macht, entdecken Sie sich zuerst wieder neu.

- Kennen Sie die Bereiche Ihres Körpers, an denen Sie gern berührt werden?

- Fühlen Sie noch seine/ihre Anziehung?

- Würden Sie mit sich selbst intim sein wollen?

- Wissen Sie von sich, dass Sie jeden Tag neu entscheiden müssen, welche Stimmung, welchen Grad an Intimität und welche Position Sie einnehmen möchten?

- Wollen Sie sich Ihrem Partner heute nah fühlen? Wenn ja, wie sollte das aussehen?

- Wollen Sie erobern oder wollen Sie erobert werden?

Das sind nur einige Fragen, die Sie zunächst für sich klären und dann jedoch auch mit Ihrem Partner besprechen sollten. Seien Sie aufrichtig und ehrlich. Das befreit enorme Energien. Nichts bringt die Libido mehr zum Erlöschen, als Geheimnisse und Sprachlosigkeit.

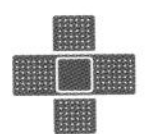

Das kann Ihnen helfen

Um zur Libido zurückzufinden, sollten Sie zunächst die 12er-Kur machen. Sie nehmen 4 Tage 6 Pastillen ausschließlich Nr. 12, machen 3 Tage Pause und wiederholen das weitere 2-mal – d. h. die Kur dauert 21 Tage. Anschließend nehmen Sie Nr. 3 Ferrum phosphoricum, Nr. 9 Natrium phosphoricum, Nr. 10 Natrium sulfuricum und Nr. 25 Aurum chloratum natronatum mit je 6 Pastillen und abends zusätzlich Nr. 14 Kalium bromatum mit 8 Pastillen.

Menopause

Die Menopause beschreibt den Lebensabschnitt nach dem Ausbleiben der Periode. Bei manchen Frauen beginnt das bereits zwischen 45 und 50 Jahren. Im Körper verändert sich der Hormonspiegel. Hormone sind für die innere Balance sehr wichtig. Schon kleinste Schwankungen können den Stoffwechsel erheblich stören, Hitzewallungen oder Stimmungsschwankungen verursachen. Alle Maßnahmen, die der Balance dienen, wie z. B. Yoga, Tai-Chi, Qigong, Sport, moderates Essen etc., sind für diesen Lebensabschnitt wichtig.

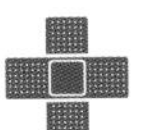

Das kann Ihnen helfen

Generell zur Balance eignen sich Nr. 2 Calcium phosphoricum, Nr. 7 Magnesium phosphoricum, Nr. 22 Calcium carbonicum und Nr. 25 Aurum chloratum natronatum mit je 10 Pastillen. Bei Symptomen wie Schlafstörungen, Gewichtszunahme oder Depressionen nehmen Sie die dort im Kapitel empfohlenen Mittel.

Bei Hitzewallungen 3-mal täglich Nr. 3 Ferrum phosphoricum und Nr. 7 Magnesium phosphoricum je 15 Pastillen in kochendem Wasser auflösen und sehr heiß trinken.

Morbus Alzheimer

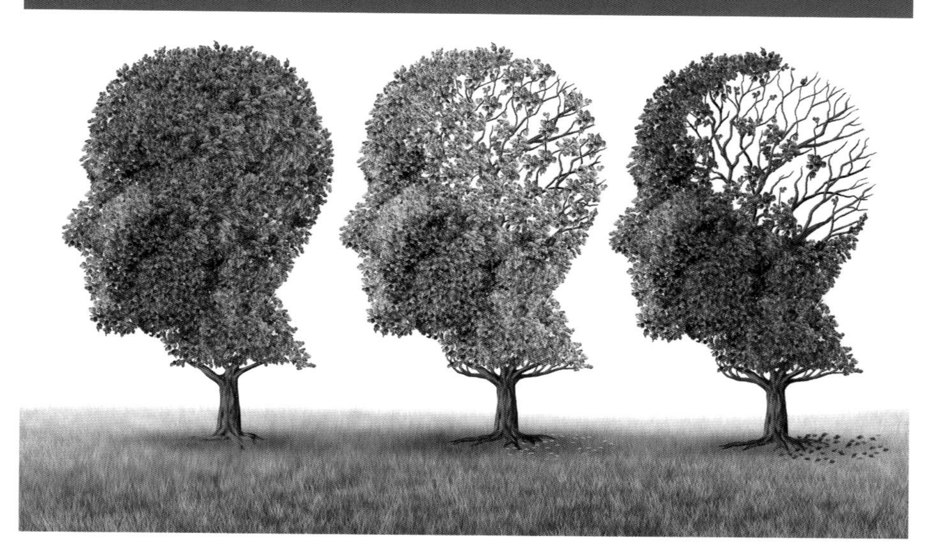

Die Alzheimer-Krankheit oder auch Morbus Alzheimer ist immer noch nicht vollständig erforscht. Sie tritt zwischen dem 50. und 60. Lebensjahr gehäuft auf. Frauen sind häufiger betroffen als Männer. Eine genetische Disposition, besonders in Verbindung mit multiplen Impfungen und unerlösten traumatischen Kindheitserlebnissen, erhöht die Wahrscheinlichkeit der Erkrankung. Medizinisch betrachtet atrophiert die Großhirnrinde. Acetylcholin, das für die Reizübertragung an den Nervenzellen zuständig ist (Neurotransmitter), kann durch die Degeneration nicht mehr ausgeschüttet werden. Eine Abgrenzung zur Demenz ist nur über bildgebende Verfahren möglich, denn die Symptome sind ähnlich, treten jedoch erst später auf. Erste Symptome sind Vergesslichkeit und Gedächtnisverlust. Im weiteren Verlauf kommt es zur Desorientierung, mangelnder Interpretationsfähigkeit von Informationen, Überforderung, wenn Entscheidungen zu treffen sind, Verlust von praktischen Fähigkeiten (wie z. B. haushaltsbedingte Tätigkeiten, Anziehen, Körperhygiene) bis hin zu Sprechstörungen und Teilnahmelosigkeit. Untersuchungen zeigten, dass bei 75 % der Betroffenen ein ausgeprägter Mangel an Spurenelementen wie Kupfer, Mangan und Zink sowie ein erhöhter Wert an Aluminium bestand. Im Frühstadium sollte daher mit den entsprechenden Mitteln für den Mineralausgleich gesorgt werden.

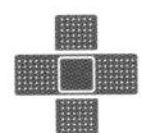

Das kann Ihnen helfen

Nr. 5 Kalium phosphoricum, Nr. 19 Cuprum arsenicosum, Nr. 20 Kalium aluminium sulfuricum und Nr. 21 Zincum chloratum sind die wichtigsten Mittel zu Behandlung der Erkrankung. Sie sollten täglich mit 10 Pastillen eingenommen werden.

Nr. 3 Ferrum phosphoricum und Nr. 17 Mangan sulfuricum unterstützen die Versorgung mit Sauerstoff im Gehirn.

Morbus Parkinson

Das Parkinson-Syndrom (PS) ist eine chronische degenerativ neurologische Erkrankung. Bereiche des Gehirns, in denen der Botenstoff Dopamin gebildet wird, gehen zugrunde. Die Erkrankung betrifft Männer und Frauen gleichermaßen. In Deutschland sind 0,5 % der Bevölkerung betroffen. In der Medizin werden das primäre und das sekundäre Parkinsonsyndrom unterschieden. Gesicherte Angaben über das primäre PS liegen nicht vor. Das sekundäre PS kann z. B. durch Medikamente, Stoffwechselstörungen, posttraumatisch, durch Vergiftungen, eine Gehirnentzündung (Enzephalitis) oder bestimmte Formen der Demenz ausgelöst werden. Die Erkrankung beginnt mit kleinschlägigem Zittern zu Beginn zielgerichteter Bewegungen, blassgelblicher teigiger Gesichtshaut, verlangsamten Bewegungen der Gesichtsmuskulatur, verwaschener Sprache und verläuft dann weiter mit Steifheit und Gang- und Standunsicherheit.

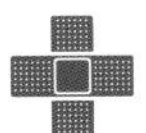

Das kann Ihnen helfen

Die Farbe des Gesichtes erinnert an Wachsfiguren. Das ist die Farbe, die auf Nr. 2 Calcium phosphoricum und Nr. 22 Calcium carbonicum hinweist.

Zusätzlich sind Nr. 5 Kalium phosphoricum und Nr. 8 Natrium chloratum zur Verbesserung der Hirnfunktion mit je 8 Pastillen täglich einzunehmen.

Neuralgie

Unter der Neuralgie versteht man einen heftigen, einschießenden, reißenden Nervenschmerz ohne Sensibilitäts- oder Entzündungsanzeichen. Das betrifft nur ein Versorgungsgebiet und tritt in unregelmäßigen Abständen auf. Am bekanntesten ist die Trigeminusneuralgie. Es können jedoch auch andere Nerven betroffen sein. Dehnung und Druck des Nervs können ursächlich sein.

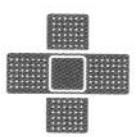

Das kann Ihnen helfen

Nr. 1 Calcium fluoratum, Nr. 2 Calcium phosphoricum, Nr. 15 Kalium jodatum und Nr. 19 Cuprum arsenicosum mit je 8 Pastillen, Nr. 5 Kalium phosphoricum mit 12 Pastillen, Nr. 9 Natrium phosphoricum mit 10 Pastillen, Nr. 11 Silicea mit 14 Pastillen.

Offene Beine (Ulcus cruris)

Ulcus cruris beschreibt eine schlecht heilende Wunde, meistens im Bereich des Innenknöchels. Zu 80 % sind offene Beine durch eine Venenschwäche verursacht. 10 % beruhen auf einer arteriellen Durchblutungsstörung. Die restlichen 10 % werden z. B. durch Stoffwechselstörungen, Infektionen oder Tumore verursacht. Allem liegt jedoch eine Gemeinsamkeit zugrunde: die Übersäuerung des Organismus. Wie bereits im Kapitel zur Behandlung von Entzündungen (S. 132) beschrieben, nutzt der Körper jede Gelegenheit, um die Gifte zu entlassen. Wenn eine Venenstörung vorliegt, hat sich im Gewebe der Beine besonders viel Gift abgelagert. Jede noch so kleine Verletzung ist dem Körper willkommen, dieses Ventil offen zu halten, um weiterhin Belastendes loszulassen.

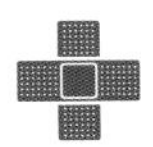

Das kann Ihnen helfen

Die Hauptsalze zur Behandlung sind Nr. 10 Natrium sulfuricum und Nr. 18 Calcium sulfuratum. Zusätzlich zur Einnahme von je 15 Pastillen sollte die aus den Pastillen hergestellte Paste um die Wunde herum aufgetragen werden. Entgiftende Fußbäder mit Nr. 3 Ferrum phosphoricum, Nr. 8 Natrium chloratum, Nr. 9 Natrium phosphoricum, Nr. 10 Natrium sulfuricum und Nr. 18 Calcium sulfuratum helfen, die Gifte durch die Haut zu entlassen. Hierfür werden 15 Pastillen pro Sorte in das körperwarme Fußbad gegeben. Die Anwendung sollte 45 Minuten nicht unterschreiten.

Osteoporose

Es handelt sich hierbei um eine generalisierte Knochenerkrankung mit Verminderung der Knochendichte und -masse. Es besteht erhöhtes Bruchrisiko. Besonders betroffen sind Wirbel und Oberschenkelhalsknochen, jedoch können auch die Knochen der Arme spontan brechen.

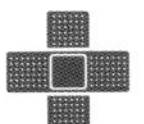

Das kann Ihnen helfen

Nr. 1 Calcium fluoratum, Nr. 2 Calcium phosphoricum, Nr. 7 Magnesium phosphoricum, Nr. 11 Silicea, Nr. 22 Calcium carbonicum mit je 12 Pastillen.

Pflege von Angehörigen

Die Pflege von Angehörigen ist natürlich keine Erkrankung. Jedoch ist es eine Belastung, die besonders Menschen in der 2. Lebenshälfte betrifft. Egal, ob die zu pflegenden Angehörigen im Haus leben oder in der eigenen Wohnung, oft erfordert das einen innerlichen Spagat zwischen dem Verantwortungsgefühl und den eigenen Bedürfnissen. Alle Aktivitäten werden um die zu pflegende Person herum arrangiert. Das ist eine organisatorische und nervliche Hochleistung. Vergessen Sie nicht, sich selbst auch genügend

Pausen zu gönnen. Damit Ihre Leistungskraft erhalten bleibt, nehmen Sie folgende Mischung:

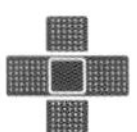

Das kann Ihnen helfen

Nr. 1 Calcium fluoratum, Nr. 4 Kalium chloratum, Nr. 9 Natrium phosphoricum und Nr. 11 Silicea mit je 7 Pastillen, Nr. 17 Mangan sulfuricum, Nr. 21 Zincum chloratum und Nr. 22 Calcium carbonicum mit je 5 Pastillen.

Parodontitis

Parodontitis wird im Volksmund auch als Parodontose bezeichnet. Sie ist eine durch Bakterien verursachte entzündliche Veränderung des Gewebes, das den Zahn umgibt. Zunächst setzen sich die Bakterien auf den Zahnoberflächen fest. Ist das Immunsystem zu schwach die Bakterien zu bekämpfen, kommt es zu Zahnfleischentzündung. Das Zahnfleisch schwillt an, rötet sich und blutet manchmal schon bei leichter Berührung. Als Folge davon löst sich das Zahnfleisch und bildet Zahnfleischtaschen, die einen Brutherd für weitere Entzündungen darstellen, da die Zahnbürste dort nicht hinkommt. Der Erreger greift auf das Zahnhaltegewebe und den Knochen über. Im schlimmsten Fall kommt es zu Zahnverlust. Da die Erkrankung weitgehend schmerzfrei verläuft, wird ihr zunächst nicht viel Beachtung geschenkt. Als erste Symptome zeigen sich Mundgeruch, empfindliche Zähne und Zahnfleischbluten. Im weiteren Verlauf kommt es zu schwindendem Zahnfleisch und lockeren Zähnen bis hin zum Zahnausfall.

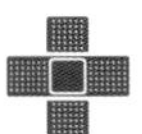

Das kann Ihnen helfen

Sollte Ihr Zahnfleisch beim Putzen bluten, sind unbedingt Zahnseide zur Reinigung der Zwischenräume und eine Mundddusche zum Spülen der Zahntaschen zu verwenden. Die Munddusche sollte nach jedem Essen verwendet werden. Gegen Zahnempfindlichkeit legen Sie alle 30 Minuten ein bis zwei Pastillen Nr. 1 Calcium fluoratum an die betroffenen Zähne. Sollte das Zahnfleisch zurückgehen, wenden Sie Nr. 5 Kalium phosphoricum gleichermaßen an. Nr. 12 Calcium sulfuricum wird täglich mit 18 Pastillen eingesetzt.

Polyneuropathie

Polyneuropathie ist keine Schädigung des zentralen Nervensystems, sondern eine Schädigung der peripheren Nerven. Meist sind Nerven betroffen, die die Muskulatur oder die Haut versorgen. Bei Menschen mit Diabetes Mellitus, Schwermetallbelastungen, Drogen- oder Alkoholmissbrauch sowie mit ausgeprägtem Vitamin-B12-, -B1- und -B6-Mangel, tritt diese Erkrankung häufig auf. Die Symptome können sich sowohl auf die Gliedmaßen beziehen (distale Polyneuropathie), als auch auf rumpfnahe Körperteile. Die distale Neuropathie ist die Häufigste. Sie beginnt meist mit einem pelzigen Gefühl und dem Gefühl von Ameisenlaufen in den Füßen.

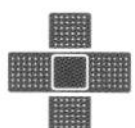

Das kann Ihnen helfen

Nr. 2 Calcium phosphoricum, Nr. 5 Kalium phosphoricum,

Nr. 7 Magnesium phosphoricum, Nr. 9 Natrium phosphoricum und Nr. 11 Silicea sind die Mittel zum Schutz der Nerven. Ist die Polyneuropathie ausgeprägt, kann die Einnahme der Salze den Verlauf der Erkrankung verlangsamen.

Prostataerkrankungen

Prostataprobleme können durch eine gutartige Vergrößerung der Vorsteherdrüse (Prostata) entstehen. Im Gegensatz zum Prostatakrebs, der vorwiegend in der äußeren Zone der Vorsteherdrüse vorkommt, entwickelt sich die gutartige Vergrößerung hauptsächlich in der inneren Zone, das heißt im Bereich in unmittelbarer Nähe zur Harnröhre. Aus diesem Grund kann es hier zu einer ringförmigen Einengung der Harnröhre und damit zu unterschiedlich ausgeprägten Problemen beim Wasserlassen kommen. Häufiges Wasserlassen auch nachts ist das auffälligste Merkmal.

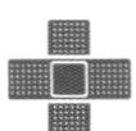

Das kann Ihnen helfen

Nr. 1 Calcium fluoratum, Nr. 9 Natrium phosphoricum und Nr. 11 Silicea mit je 9 Pastillen sowie Nr. 4 Kalium chloratum mit 12 Pastillen. Bei Entzündungen zusätzlich Nr. 3 Ferrum phosphoricum mit 10 Pastillen.

Rheumatische Erkrankungen

Unter dem Begriff „rheumatische Erkrankungen" werden teilweise sehr unterschiedliche Erkrankungen zusammengefasst, die die schubweise auftretenden Schmerzen und Funktionseinschränkungen des Bewegungsapparates als gemeinsames Merkmal haben.

Entzündliche und degenerative Gelenks- und Wirbelsäulenerkrankungen, entzündliche und nicht entzündliche Erkrankungen der Weichteile, Bindegewebs- und Gefäßerkrankungen und Stoffwechselerkrankungen wie z. B. Gicht zählen zu diesem Formenkreis. Die meisten Erkrankungen wurden bereits einzeln behandelt.

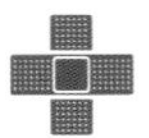

Das kann Ihnen helfen

Da es sich um eine chronische Erkrankung handelt, sollten zusätzlich zu den im Einzelnen bereits beschriebenen Erkrankungen Nr. 12 Calcium sulfuricum mit 15, und Nr. 21 Zincum chloratum, Nr. 22 Calcium carbonicum sowie Nr. 26 Selenum mit je 7 Pastillen eingenommen werden.

Schilddrüsenerkrankungen

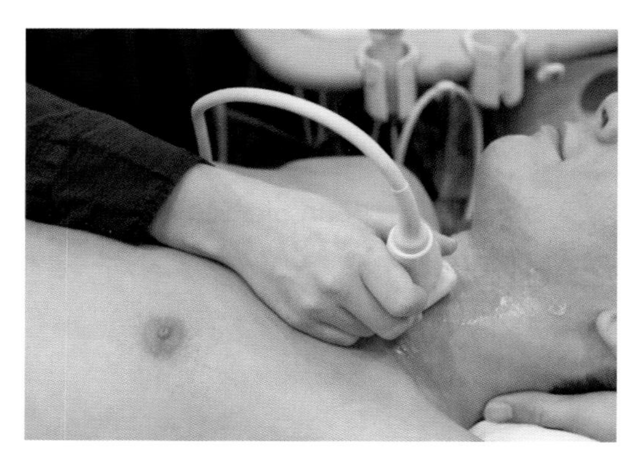

Wenn die Schilddrüse aus der Balance gerät, hat das Auswirkungen auf den gesamten Organismus. Viele Imbalances bleiben unentdeckt, da die Werte im Blut innerhalb der Normwerte bleiben. Bereits kleine Schwankungen machen sich bei sensiblen Patienten deutlich bemerkbar. Die Palette der Symptome reicht von Durchfall bis Verstopfung, von Antriebslosigkeit bis zur extremen Nervosität.

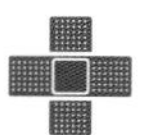

Das kann Ihnen helfen

Das Positive bei den Schüßlersalzen ist, dass sie immer etwas ausbalancieren. Sie bringen den Organismus ins Gleichgewicht. Es gibt einige Mittel, die bei einer Schilddrüsenthematik einzusetzen sind: Nr. 7 Magnesium phosphoricum zur allgemeinen Balance der Drüsen sollte mit 10 Pastillen und der Salbe im Halsbereich angewendet werden. Nr. 13 Kalium arsenicosum und Nr. 15 Kalium jodatum können sowohl bei Über- als auch Unterfunktion sowie bei der Hashimoto-Erkrankung mit je 8 Pastillen verwendet werden. Prüfen Sie, ob Sie nach dreiwöchiger paralleler Einnahme Ihre schulmedizinische Medikation ausschleichen können. Sprechen Sie mit Ihrem Heilpraktiker darüber.

Trockene Schleimhäute

Die fehlende Feuchtigkeit der Schleimhäute (z. B. Augen, Scheide, Mund, Nase) ist ein Phänomen der Veränderungen des Hormonhaushaltes während der Wechseljahre. Als wichtigste Maßnahme kontrollieren Sie Ihr Trinkverhalten. Mindestens 35 ml Wasser pro Kilogramm pro Tag ist die richtige Menge. Wenn Sie den Eindruck haben, dass das Wasser an den Schleimhäuten nicht ankommt, prüfen Sie Ihren Salzkonsum. In unserem normalen Essen ist so viel Salz enthalten, dass es nicht nötig ist, zusätzlich zu salzen. Wenn Sie Salz verwenden, nutzen Sie unraffiniertes Steinsalz. Im raffinierten Salz ist nur noch Natriumchlorid enthalten. Alle anderen wertvollen Bestandteile gehen im Bearbeitungsprozess verloren. Wird weißes, raffiniertes Salz überdosiert, wird das Essen bitter. Steinsalz lag Millionen von Jahren in den Tiefen eines Berges, ohne mit den Einflüssen der Umwelt in Berührung gekommen zu sein.

Bei dem leicht orangefarbenen unraffinierten Steinsalz können Sie sicher sein, dass es frei von Umweltgiften und Belastungen des Meeres ist. Außerdem sind 93 verschiedene Spurenelemente und Mineralstoffe enthalten. Verwenden Sie mehr Steinsalz als nötig, versalzen Sie das Essen nicht, Sie intensivieren den Eigengeschmack der einzelnen Komponenten der Mahlzeit.

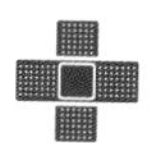

Das kann Ihnen helfen

Wenn der Flüssigkeitshaushalt gestört ist und die Schleimhäute nicht richtig befeuchtet sind, hat sich eine Mischung von je 10 Pastillen Nr. 4 Kalium chloratum und Nr. 8 Natrium chloratum bewährt. Nr. 8 Natrium chloratum kann auch als Salbe oder Creme auf die entsprechenden Körperstellen aufgetragen werden.

Zähne

Bei Zahnempfindlichkeiten und Neigung zu Karies bieten die Schüßlersalze eine gute Hilfe. Der Zahnschmelz besteht aus Kalzium, Phosphaten und Fluoriden. Kommt es zu Störungen am Zahnschmelz, sind diese Substanzen zuzuführen.

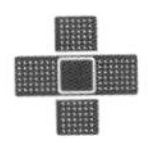

Das kann Ihnen helfen

Prophylaktisch: Nr. 1 Calcium fluoratum, Nr. 7 Magnesium phosphoricum und Nr. 9 Natrium phosphoricum mit je 5 Pastillen. Ist der Zahnschmelz bereits geschädigt, nehmen Sie einzeln über den Tag verteilt Nr. 1 Calcium fluoratum und Nr. 7 Magnesium phosphoricum mit je 12 Pastillen.

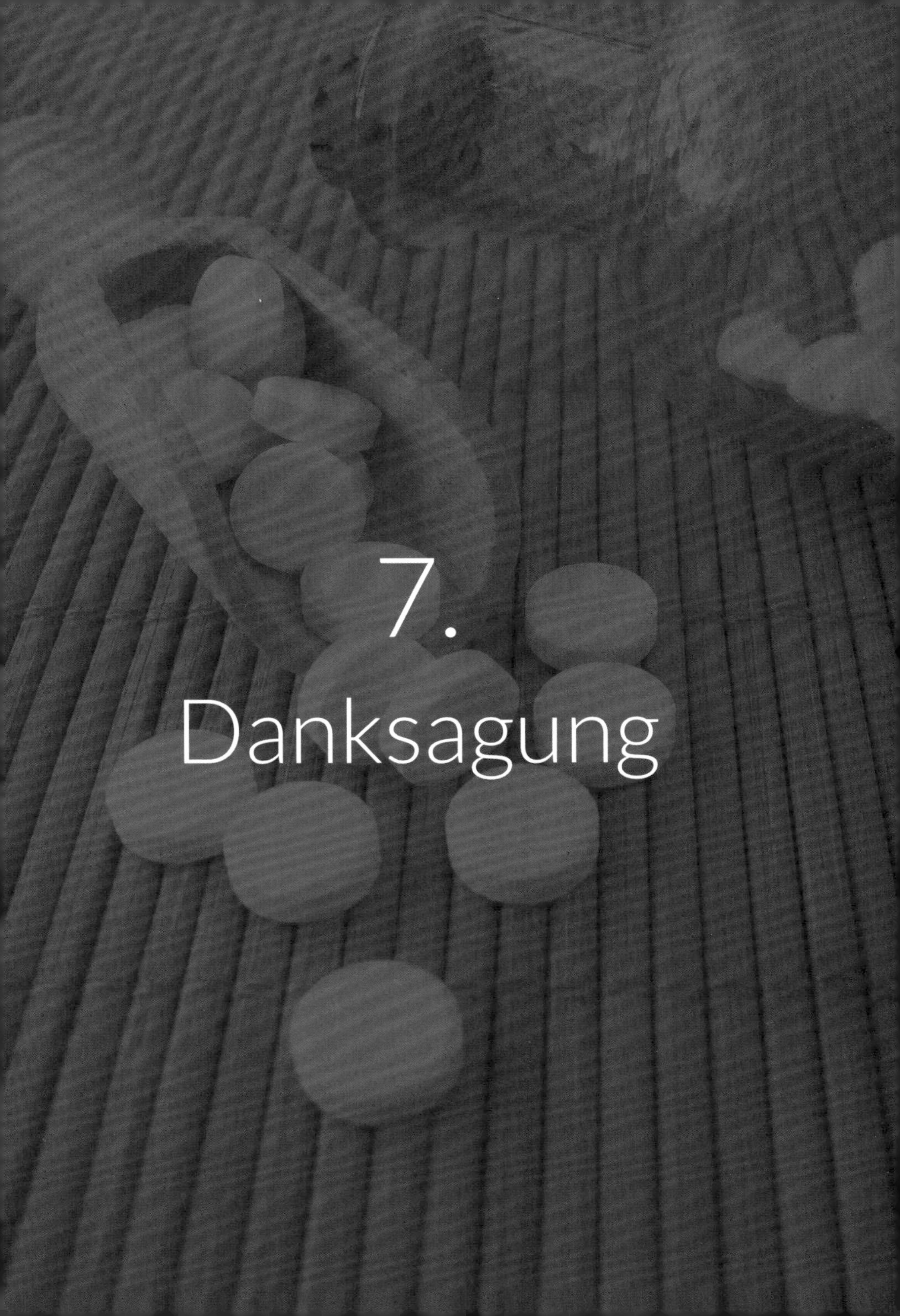

7. Danksagung

Danksagung

Viele gute Geister sind und waren an der Entwicklung und Entstehung dieses Buches beteiligt. Am stärksten hat mich mein Partner Pashya Roberto Kaplan auf den Inhalt des Buches vorbereitet. Er hat mich in unseren Jahren des Zusammenlebens durch einen Bewusstwerdungsprozess geführt. Was hinter dem Älterwerden wirklich steht, welche Lern- und Reifungschancen darin stecken, die unerledigten Baustellen des Lebens abzuschließen, um ein gesundes Altern zu ermöglichen, habe ich durch ihn und unsere Arbeit im eye-see-life-Institut gelernt.

Wichtige Engel waren auch meine Tochter Yella, sowie Antje, und Katharina, die das Buch kritisch geprüft haben und mir halfen, das Unverständliche verständlich zu machen.

Wie so oft bei früheren Büchern hatte ich die Idee für das Thema, etwas für Menschen in der 2. Lebenshälfte zu schreiben, schon länger. Ich brauchte nur noch den Startschuss. Ohne den FDI Verlag mit Herrn Sascha Martens in der Redaktion wäre das ganze Werk vermutlich nicht entstanden. Er hatte den Impuls, mit mir Kontakt aufzunehmen und mit mir zu besprechen, was sich der Verlag vorstellt.

Herzlichen Dank auch an die, die jetzt nicht namentlich genannt sind und an diesem Werk beteiligt waren.

Kontakt

Vistara Haiduk
Postfach 60
71718 Oberstenfeld

www.vistarahaiduk.com
www.eye-see-life.de

Hinweis:

Bitte haben Sie dafür Verständnis, dass individuelle schriftliche und fernmündliche Rezepte und Beratungen aus rechtlichen Gründen ohne persönliche Erstkonsultation nicht zulässig sind. Wenn Sie eine Beratung wünschen, vereinbaren Sie einen Konsultationstermin mit der Autorin.

Notizen

Notizen

Notizen